Wie Man Aufhört, Zu Viel Zu Denken

Ein praktischer Leitfaden, um sich von negativen Gedanken zu befreien, Ängste abzubauen, Stress zu bewältigen und unbewusste negative Konditionierungen zu beseitigen

Julia Salzberg

Einleitung

Haben Sie es satt, dass Ihre Gedanken unaufhörlich die Kontrolle übernehmen und Sie überwältigen?

Fühlen Sie sich gefangen in einem endlosen Strudel des Überdenkens? Wie wäre es, wenn Sie die Macht erlangen könnten, Ihre Gedanken zu beherrschen und Ihr Leben selbstbestimmt zu lenken?

Willkommen zu „Wie Man Aufhört, Zu Viel Zu Denken“: einem fesselnden Leitfaden, der Ihnen zeigt, wie Sie das Überdenken stoppen und eine neue Art des Denkens entwickeln können. In den folgenden Abschnitten werden wir das Phänomen des Überdenkens genau untersuchen, wie es sich auswirkt, und bewährte Methoden finden, um dieser mentalen Falle zu entkommen. Was bedeutet Überdenken?

- Der Begriff Überdenken beschreibt das Gefühl, in den eigenen Gedanken gefangen zu sein. Es ist wie ein unkontrollierbarer Wirbelwind, der unsere Gedanken in eine endlose Schleife der Analyse, Zweifel und Sorge zieht. Menschen, die unter Überdenken leiden, kennen diese Erfahrung nur allzu gut: Sie verlieren sich in einem ständigen Gedankenkarussell und malen sich Szenarien aus, die oft unwahrscheinlich oder unrealistisch sind. Die Auswirkungen davon sind Angst, Stress und eine lähmende Unfähigkeit, klare Entscheidungen zu treffen.

Wenn Sie zu denjenigen gehören, die vom Überdenken geplagt werden, können Sie sich oft einsam und missverstanden fühlen. Es ist frustrierend, wenn andere Ihre Sorgen als übertrieben oder irrational abtun. Doch Überdenken ist keine Schwäche, sondern ein Zeichen dafür, dass Ihr Verstand nach Entlastung und Klarheit sucht. Indem wir das Überdenken definieren, können wir dazu beitragen, dieses Stigma abzubauen und den Betroffenen Mut machen, Unterstützung zu suchen, wenn sie sie benötigen.

Das Phänomen des Überdenkens ist keine neuartige Entdeckung, sondern fest in der menschlichen Erfahrung verankert. Psychologen, Psychiater und Philosophen setzen sich schon seit Jahrhunderten mit diesem Thema auseinander und suchen nach Lösungen. In den kommenden Kapiteln werden wir uns eingehend mit den Auswirkungen des Überdenkens befassen, angefangen bei chronischem Stress und Ängsten bis hin zu Entscheidungsunfähigkeit und Beziehungsproblemen.

Doch es gibt Hoffnung. Es gibt Wege, um dem Überdenken Einhalt zu gebieten und den Verstand zu befreien. In diesem Buch werden wir bewährte Strategien erkunden, wie bewusstes Wahrnehmen und Achtsamkeit, den Umgang mit Unsicherheit und positive Selbstgespräche. Diese Werkzeuge werden Ihnen helfen, die Kontrolle über Ihre Gedanken zurückzugewinnen und eine neue Denkweise zu entwickeln, die von Klarheit, Ruhe und positiver Energie geprägt ist.

Begleiten Sie uns auf dieser Reise zur Überwindung des Überdenkens. Tauchen Sie ein in die Erkenntnisse der Psychologie, lassen Sie sich von inspirierenden Geschichten berühren und entdecken Sie Ihr eigenes Potenzial, Ihre Gedanken zu beherrschen und Ihr Leben selbstbestimmt zu gestalten. Sind Sie bereit, die Tür zur Befreiung Ihres Geistes zu öffnen und weiterzulesen? Dann lassen Sie uns gemeinsam herausfinden, wie man die Gedankenspirale stoppt, und wie man den Schlüssel zu seinem inneren Frieden wiederfindet.

Inhaltsangabe

1 - Überdenken: Definition und Erscheinungsformen

Definition

Der Begriff Overthinking (Überdenken) bezieht sich auf eine Art des Denkens, die durch übermäßige Analyse, Zweifel und Sorge gekennzeichnet ist. Menschen, die überdenken, tendieren dazu, sich ständig in Gedanken zu verlieren und sich Szenarien auszumalen, die oft unwahrscheinlich oder unrealistisch sind. Dies kann zu einer Überlastung des Geistes führen, die sich meist in Form von Angst, Stress und Entscheidungsunfähigkeit manifestiert.

Da Menschen, die überdenken, oft das Gefühl haben, mit ihren Gedanken allein zu sein, ist es wichtig, diesen Menschen gegenüber empathisch zu sein. Insbesondere wenn sie von anderen als "zu empfindlich" oder "nicht rational genug" abgestempelt werden, kann es vorkommen, dass sich diese Menschen unverstanden oder isoliert fühlen. Die Definition des Überdenkens kann dabei helfen, diese Stigmatisierung zu verringern und die Betroffenen zu ermutigen, sich Hilfe zu suchen, wenn sie diese benötigen.

Das Phänomen des Überdenkens ist kein neues Konzept, sondern existiert seit jeher in der menschlichen Erfahrung. Es gibt keine spezifische Entdeckung, die dieses Phänomen definiert hat, wobei es bereits im Laufe der Zeit in der Psychologie, Psychiatrie und Philosophie untersucht und diskutiert wurde.

Die Arbeit von Susan Nolen-Hoekesma

Ein wichtiger Meilenstein in der Erforschung des Überdenkens war die Arbeit von Sigmund Freud, einem bekannten Psychoanalytiker. Freud beschrieb das Phänomen, bei dem die Betroffenen ständig über ihre Gedanken und Gefühle grübeln und sich Sorgen machen, als "ruminatives Denken". In den 1970er Jahren untersuchten Psychologen wie Susan Nolen-Hoeksema das Phänomen des Überdenkens weiter und identifizierten es unter anderem als ein Risikofaktor für Depressionen bei Frauen.

Susan Nolen-Hoeksema, eine bekannte amerikanische Psychologin, die sich auf die Erforschung der psychischen Gesundheit von Frauen spezialisiert hatte, begann in den 1980er Jahren, sich auf das Phänomen des Überdenkens zu konzentrieren und untersuchte dessen Auswirkungen auf die emotionale Gesundheit von Frauen.

Nolen-Hoeksema entdeckte, dass es für Frauen ein größeres Risiko gibt, in eine negative Gedankenspirale zu geraten als für Männer und, dass das Überdenken ein zentraler Faktor bei der Entstehung von Depressionen bei Frauen ist. Laut ihrer Theorie neigen Frauen aufgrund ihrer sozialen und kulturellen Erfahrungen stärker dazu, sich auf ihre Gefühle und Probleme zu konzentrieren als Männer und machen sich mehr Gedanken über negative Ereignisse und ihre Bedeutung.

In einer Studie aus dem Jahr 1991 untersuchte Nolen-Hoeksema, wie Frauen auf negative Ereignisse reagieren und wie diese ihr Denken beeinflussen können. Sie stellte fest, dass Frauen bei diesen Ereignissen dazu neigen, in eine negative Gedankenspirale zu geraten, was dazu führen kann, sich immer unglücklicher und hilfloser zu fühlen.

Nolen-Hoeksema stellte zudem fest, dass Frauen, die zum Überdenken neigen, oft versuchen, ihre negativen Gedanken und Emotionen zu unterdrücken oder zu verdrängen, was zu einer verstärkten Depressivität führen kann. Ihrer Meinung nach ist es wichtig, das Muster des Überdenkens schnell zu erkennen und zu lernen, damit umzugehen, um die psychische Gesundheit zu verbessern.

Die Arbeit von Nolen-Hoeksema hat dazu beigetragen, das Bewusstsein für das Phänomen des Überdenkens zu schärfen, und sie hat gezeigt, wie stark es die psychische Gesundheit von Frauen beeinflussen kann. Ihrer Forschung ist es zu verdanken, dass Strategien zur Bewältigung des Überdenkens entwickelt wurden, um die psychische Gesundheit und das Wohlbefinden von Frauen zu verbessern.

"Wie erkennt man, ob man zum Überdenken neigt?“

In den letzten Jahren haben große Fortschritte in der Gehirnforschung und Neurologie dazu beigetragen, ein tieferes Verständnis für die Mechanismen des Überdenkens zu gewinnen. Studien haben gezeigt, dass das Überdenken mit einem überaktiven "Default Mode Network" (oder auch Ruhezustandsnetzwerk) im Gehirn verbunden ist, das für Selbstbezogenheit und das Wiederkäuen der Gedanken verantwortlich ist.

Das Überdenken beschreibt hierbei die Tendenz, übermäßig über vergangene oder zukünftige Ereignisse nachzudenken und dabei negative Gedanken und Sorgen zu haben. Eine wichtige Komponente des Überdenkens ist die Art und Weise, wie wir uns an vergangene Ereignisse erinnern und wie wir uns auf zukünftige Ereignisse vorbereiten.

Wenn wir über vergangene Ereignisse nachdenken, können wir uns in der Regel an bestimmte Details und Emotionen erinnern, die mit diesem Ereignis verbunden waren. Wenn wir jedoch übermäßig über diese Ereignisse nachdenken, kann es vorkommen, dass die Realität dieses Ereignisses verzerrt oder sogar verfälscht wird. Dabei ist es nicht unüblich, dass wir uns ausschließlich auf die negativen Aspekte des Ereignisses konzentrieren und positive Aspekte ignorieren, oder wir uns Gedanken darüber machen, was wir hätten anders tun können, anstatt uns auf das zu konzentrieren, was tatsächlich passiert ist.

Außerdem kann das Überdenken von zukünftigen Ereignissen dazu führen, dass wir uns unnötige Sorgen machen oder Ängste entwickeln, die möglicherweise nicht auf der Realität basieren. Diese oft eher unwahrscheinlichen Szenarien führen nicht selten zu zusätzlichem Stress.

Es ist wichtig, dass wir uns darüber bewusst sind, wie das Überdenken unsere Wahrnehmung der Realität beeinflussen kann, weshalb wir uns bemühen sollten, objektiver und realistischer zu sein. Indem wir uns auf die Fakten konzentrieren und uns daran erinnern, dass wir keine Kontrolle über Vergangenes oder Zukünftiges haben, können wir uns auf das Hier und Jetzt konzentrieren und das Überdenken reduzieren.

Folgende Anzeichen können Hinweise darauf sein, dass man zum Überdenken neigt:

- Ständiges Grübeln: Die Wiederholung derselben Gedanken und die Schwierigkeit, sich davon zu lösen.
- Überanalyse von Entscheidungen: Die Schwierigkeit, Entscheidungen zu treffen, weil man zu sehr darüber nachdenkt, was passieren könnte oder was die beste Option ist.
- Vermeidung von Situationen: Die Vermeidung von bestimmten Situationen oder Ereignissen, weil man befürchtet, damit nicht fertig zu werden, oder sich unwohl fühlt.

- Körperliche Symptome: Kopfschmerzen, Muskelverspannungen, Schlafstörungen und erhöhter Stress.
- Negatives Selbstgespräch: Die verstärkte Kritik an sich selbst.
- Konzentrationsschwierigkeiten: Die Schwierigkeit, sich auf Aufgaben oder Aktivitäten zu konzentrieren, weil man sich zu sehr auf negative Gedanken konzentriert.
- Angst- oder Emotionsstörungen: Angst- oder Emotionsstörungen wie Depressionen oder eine generalisierte Angststörung.

Bemerkt man einige oder alle dieser Anzeichen bei sich selbst, kann es sinnvoll sein, mit einem Psychologen oder Therapeuten zu sprechen, um Strategien zu erlernen, um das Überdenken zu reduzieren und seine psychische Gesundheit zu verbessern.

Was löst Überdenken in einem aus?

Das Überdenken kann zu einer Vielzahl von Symptomen führen, die sich auf verschiedene Bereiche des Lebens auswirken können. Hier sind einige mögliche Auswirkungen:

- Geistige Erschöpfung: Überdenken kann dazu führen, dass man sich mental ausgelaugt und überfordert fühlt, was die Leistungsfähigkeit beeinträchtigen kann.
- Negativität und Pessimismus: Überdenken kann dazu führen, dass man sich ausschließlich auf negative Aspekte von Situationen oder Ereignissen konzentriert und positive Aspekte ignoriert, was dazu führen kann, dass man eine generelle negative Einstellung entwickelt.
- Rückzug: Überdenken kann dazu führen, dass man sich zurückzieht und sich von Freunden, Familie und sozialen Aktivitäten isoliert, was zu Einsamkeit und sozialen Schwierigkeiten führen kann.

- Schlaflosigkeit: Überdenken kann zu Schlafstörungen führen, da man Schwierigkeiten hat, den Geist zur Ruhe zu bringen und den Schlaf zu finden, den man dringend benötigt.
- Missbrauch: Überdenken kann dazu führen, dass man ungesunde Bewältigungsstrategien entwickelt, wie zum Beispiel Alkoholmissbrauch oder Drogenkonsum, um mit den stressigen Gedanken und Sorgen umzugehen.
- Soziale Schwierigkeiten: Überdenken kann dazu führen, dass man Schwierigkeiten hat, Beziehungen aufrechtzuerhalten oder neue Beziehungen aufzubauen, da man sich zurückzieht und sich nicht auf soziale Interaktionen einlässt.
- Es ist wichtig, das Überdenken zu erkennen und Wege zu finden, damit umzugehen, um langfristige negative Auswirkungen zu vermeiden. Dazu kann es hilfreich sein, Techniken zur Stressbewältigung und Entspannung zu erlernen, um den Geist zu beruhigen und positive Gedanken und Perspektiven zu fördern.

Die verschiedenen Arten des Überdenkens

Es gibt verschiedene Arten des Überdenkens, die sich in Bezug auf ihre Ursachen, Auswirkungen und Bewältigungsstrategien unterscheiden können.

Ruminatives Überdenken bezieht sich auf das wiederholte Grübeln oder Nachdenken über vergangene Erfahrungen, oft in einem negativen oder selbstkritischen Kontext. Menschen, die ruminatives Überdenken betreiben, können Schwierigkeiten haben, sich von negativen Gedanken und Erinnerungen zu lösen, und gehen stattdessen immer wieder dieselben Gedanken durch.

Ein Beispiel dafür wäre, wenn jemand eine Prüfung nicht bestanden hat und sich immer wieder darüber ärgert, was schiefgelaufen ist, anstatt sich auf die nächsten Schritte zu konzentrieren. Oder wenn jemand einen Streit mit einem Freund hatte und immer wieder darüber nachdenkt, was er oder sie hätte anders machen können, anstatt sich zu versöhnen oder die Sache hinter sich zu lassen. Ruminatives Überdenken kann zu einer Art Schleife werden, in der die gleichen Gedanken immer wieder aufkommen und sich mit der Zeit verstärken. Dies kann zu einer Beeinträchtigung der Stimmung und der allgemeinen psychischen Gesundheit führen und negative Auswirkungen auf Beziehungen, Arbeit und Alltag haben.

Es gibt jedoch Bewältigungsstrategien, die dabei helfen können, ruminatives Überdenken zu reduzieren oder sogar zu vermeiden. Dazu gehören beispielsweise Ablenkung durch positive Aktivitäten, bewusstes Unterbrechen negativer Gedankenschleifen und die Entwicklung positiver Denkmuster und Selbstfürsorge.

Projektives Überdenken ist eine Art des Überdenkens, bei dem man sich übermäßig viele Gedanken über mögliche zukünftige Ereignisse, Situationen oder Probleme macht, wie beispielsweise Sorgen um eine bevorstehende Prüfung, einen neuen Job oder eine Beziehung.

Projektives Überdenken kann dazu führen, dass man sich in Gedankenspiralen verliert und sich immer mehr Möglichkeiten und Szenarien ausmalt, die möglicherweise nie eintreten werden. Diese Art des Überdenkens kann dazu führen, dass man sich ängstlich oder gestresst fühlt, da man sich ständig Gedanken über mögliche negative Ausgänge macht.

Ein Beispiel für projektives Überdenken wäre, wenn man sich ständig Gedanken darüber macht, was passieren würde, wenn man seinen Job verliert, anstatt sich auf die Arbeit zu konzentrieren und eine möglichst gute Leistung abzuliefern, oder wenn man sich Sorgen darüber macht, wie eine

Beziehung enden könnte, bevor man überhaupt angefangen hat, sie zu genießen.

Um projektives Überdenken zu bewältigen, kann man versuchen, sich auf die Gegenwart zu konzentrieren und sich realistische Ziele zu setzen. Es kann auch helfen, sich auf positive Möglichkeiten und Chancen zu konzentrieren und alternative Perspektiven in Betracht zu ziehen. Achtsamkeitsübungen und Techniken zur Stressbewältigung können ebenfalls hilfreich sein, um die Gedanken zu beruhigen und sich auf das Hier und Jetzt zu konzentrieren.

Existenzielles Überdenken bezieht sich auf die Art des Überdenkens, bei der man sich mit den grundlegenden Fragen des Lebens auseinandersetzt. Dazu gehören Fragen wie: "Was ist der Sinn meines Lebens?", "Was passiert nach dem Tod?", "Wer bin ich wirklich?", oder "Was ist meine Rolle in der Welt?"

Existenzielles Überdenken kann dazu führen, dass man sich ängstlich oder gestresst fühlt, da diese Fragen oft nicht leicht zu beantworten sind. Einige Menschen fühlen sich unsicher oder verloren, wenn sie nicht wissen, was der Sinn ihres Lebens ist oder welchen Platz sie in der Welt einnehmen.

Ein Beispiel für existenzielles Überdenken wäre, wenn jemand sich Gedanken darüber macht, was der Zweck seines Lebens ist, anstatt sich auf seine täglichen Aufgaben zu konzentrieren, oder wenn sich jemand ständig darüber Gedanken macht, was mit ihm passieren wird, wenn er stirbt, anstatt die Freuden des Lebens zu genießen.

Um existenzielles Überdenken zu bewältigen, können Menschen versuchen, ihre persönlichen Werte und Überzeugungen zu identifizieren und danach zu handeln. Es ist auch hilfreich, sich mit positiven Dingen und Erfahrungen zu beschäftigen, um den Fokus von den schweren Fragen des Lebens abzulenken. Manchen Menschen hilft es außerdem, sich mit einem Geistlichen, einem Psychologen oder einem spirituellen Lehrer zu beraten, um diese Fragen zu diskutieren und Antworten oder Unterstützung zu finden.

Kritisches Denken ist eine Art des Überdenkens, bei der man bewusst und systematisch über eine Situation, ein Problem oder eine Entscheidung nachdenkt. Es geht darum, alle verfügbaren Informationen zu sammeln, zu analysieren und zu bewerten, um eine fundierte Entscheidung zu treffen.

Kritische Denken kann dabei helfen, bessere Entscheidungen zu treffen und Probleme auf eine konstruktive Art und Weise zu lösen. Ebenso kann es dazu beitragen, Vorurteile und voreingenommene Meinungen zu vermeiden und eine fundierte Entscheidung zu treffen.

Ein Beispiel für kritisches Denken wäre, wenn man vor der Entscheidung, welchen Job man annehmen soll, alle verfügbaren Informationen (wie Gehalt, Arbeitsbedingungen und Karrierechancen) sammelt. Man könnte auch die Vor- und Nachteile jeder Option abwägen, um eine fundierte Entscheidung zu treffen.

Um die eigene kritische Denkweise zu verbessern, kann es hilfreich sein, kritische Denkfähigkeiten wie logisches Denken und das Identifizieren von Vorurteilen und Annahmen zu üben. Durch die Verwendung von Techniken wie Brainstorming, Pro-und-Kontra-Listen und Entscheidungsbäumen können Menschen ihre Gedanken und Ideen strukturieren und eine fundierte Entscheidung treffen.

Emotionales Überdenken ist eine Art des Überdenkens, bei der man sich in Gedanken und Emotionen verliert und immer wieder dieselben negativen Gedanken oder Gefühle durchkaut. Dabei ist es leider nicht unüblich, sich in endlosen Schleifen von Sorgen, Ängsten, Reue oder Schuldgefühlen zu verfangen.

Emotionales Überdenken kann zu einer überwältigenden und belastenden Erfahrung werden, die unter anderem zu psychischen und körperlichen Symptomen wie Schlafstörungen, Angstzuständen und Depressionen führen kann.

Ein Beispiel für emotionales Überdenken wäre, wenn man sich immer wieder darüber Gedanken macht, wie man in einer sozialen Situation falsch gehandelt hat, anstatt sich auf die positiven Aspekte dieser Erfahrung zu konzentrieren.
Um emotionales Überdenken zu bewältigen, kann es hilfreich sein, Achtsamkeit und Selbstfürsorge zu praktizieren. Es kann außerdem helfen, sich bewusst auf positive Aspekte der Situation zu konzentrieren und sich auf Lösungen oder Handlungen zu fokussieren, die man ergreifen kann, anstatt sich den negativen Gedanken und Gefühlen hinzugeben. Besonders hilfreich ist es, eine gesunde Work-Life-Balance zu schaffen, um Zeit für Hobbys, soziale Kontakte und Entspannung zu haben. In manchen Fällen kann es auch ratsam sein, professionelle Hilfe in Anspruch zu nehmen, wie zum Beispiel von einem Psychologen oder Therapeuten.

Das Überdenken kann zu verschiedenen negativen Denkmustern führen, die sich auf verschiedene Bereiche des Lebens auswirken können. Eine solche Denkweise nennt man auch das "Alles oder nichts"-Denken, bei dem man keine Zwischentöne zulässt und nur extreme Ergebnisse akzeptiert. Dies kann dazu führen, dass man entweder Erfolg oder Versagen wahrnimmt und sich selbst hohe Erwartungen setzt, die schwer zu erfüllen sind. Eine weitere negative Denkweise, die mit dem Überdenken verbunden ist, ist der Katastrophismus. Hierbei werden negative Gedanken und Erwartungen verstärkt, und man erwartet immer das Schlimmste. Dies kann dazu führen, dass man sich unnötig Sorgen macht und sich ständig gestresst und ängstlich fühlt.

Eine weitere Denkweise, die mit dem Überdenken einhergehen kann, ist die Übergeneralisierung. Hierbei schließt man von einer schlechten Erfahrung auf alle ähnlichen Situationen und erwartet, dass alles ähnlich schlecht verläuft. Das kann dazu führen, dass man unnötigerweise bestimmte Situationen vermeidet oder sich selbst davon abhält, neue Erfahrungen zu machen. Selbstsabotage ist eine weitere mögliche Folge des Überdenkens. Im Fall der Selbstsabotage verhält man sich so, dass mögliche Erfolge unwahrscheinlicher werden und man schon im Vorfeld eine Entschuldigung für ein Versagen hat. Ein Beispiel dafür wäre es, vor einer wichtigen Prüfung in eine Bar zu gehen und zu viel Alkohol zu trinken.

Um diese negativen Denkmuster zu vermeiden, ist es wichtig, das Überdenken zu erkennen und daraufhin konstruktivere Gedanken zu fördern. Dies kann durch Achtsamkeit und Selbstreflexion erreicht werden, indem man sich bewusst macht, wie die eigenen Denkmuster funktionieren. Eine andere Methode besteht darin, sich auf Lösungen und Handlungen zu konzentrieren, anstatt nur auf negative Gedanken und Gefühle. Natürlich gibt es auch immer die Möglichkeit, professionelle Hilfe in Anspruch zu nehmen.

2 – Ursachen und Auswirkungen

Das Überdenken kann unser Wohlbefinden negativ beeinflussen und unser ganzes Leben stark beeinträchtigen. Um diese Auswirkungen besser zu verstehen und wirksam dagegen vorzugehen, ist es wichtig, die Ursachen des Überdenkens zu identifizieren. In diesem Kapitel werden wir uns eingehend mit den verschiedenen Ursachen des Überdenkens befassen und untersuchen, wie sie unsere Denkmuster beeinflussen. Wir werden auch die verschiedenen Auswirkungen des Überdenkens auf unser Leben und unsere Gesundheit untersuchen. Indem wir diese Zusammenhänge besser verstehen, können wir Strategien entwickeln, um das Überdenken zu vermeiden oder zumindest zu reduzieren und so unsere geistige und körperliche Gesundheit zu verbessern.

Teil 1: Ursachen

Das Selbstwertgefühl

Das Selbstwertgefühl spielt eine wichtige Rolle beim Überdenken, da es eng mit unseren Gedanken und Emotionen verbunden ist. Menschen mit einem niedrigen Selbstwertgefühl neigen häufig dazu, negative Gedanken zu haben und ihre Handlungen und Entscheidungen in Frage zu stellen. Sie zweifeln oft an sich selbst und machen sich Sorgen darüber, was andere über sie denken könnten. Diese Überlegungen können zu einem übermäßigen Grübeln und übermäßigen Selbstreflexion führen, was dazu führt, dass sie ihre Entscheidungen ständig in Frage stellen und sich selbst kritisieren.

Menschen mit geringem Selbstwertgefühl haben oft das Gefühl, dass sie nicht gut genug sind oder dass sie nichts wert sind. Dies kann auf negative Erfahrungen in der

Vergangenheit zurückzuführen sein, beispielsweise auf frühere Ablehnungen, Misserfolge oder negative Bewertungen von anderen. Solche Erfahrungen führen oft dazu, dass die Betroffenen an sich selbst zweifeln und ihre Fähigkeiten und Entscheidungen ständig in Frage stellen.

Das Überdenken kann auch aus einem tief verwurzelten Gefühl der Unsicherheit und Angst entstehen, das aus vergangenen Erfahrungen herrührt. Zum Beispiel könnte ein Mensch mit geringem Selbstwertgefühl dazu neigen, ständig zu befürchten, dass er abgelehnt wird oder dass andere Menschen ihn nicht mögen, was wiederum zu einem ständigen Grübeln und Überdenken führen kann.

Misserfolge können ebenfalls der Grund dafür sein, dass wir an uns selbst zweifeln und übermäßig über unsere Entscheidungen und Handlungen nachdenken. Wenn wir etwas nicht erreichen, was wir uns vorgenommen haben, können wir dazu neigen, uns selbst zu kritisieren und uns zu fragen, ob wir gut genug sind. Die ständige Frage, warum wir gescheitert sind oder was wir hätten anders machen können, kann das zu einem Teufelskreis führen, der unser Selbstwertgefühl weiter beeinträchtigt.

Es ist möglich, dass starke Selbstzweifel zu einem ungesunden Vergleich mit anderen resultieren. Wenn wir ständig versuchen, uns mit anderen zu messen oder uns mit ihnen zu vergleichen, ist es möglich, dass wir uns minderwertig fühlen und unser Selbstwertgefühl beeinträchtigt wird. Dies kann wiederum Überdenken zur Folge haben, da wir ständig darüber nachdenken, was andere von uns halten könnten und wie wir uns verbessern können, um ihren Erwartungen zu entsprechen.

Auf der anderen Seite können Menschen mit einem übermäßig hohen Selbstwertgefühl ebenfalls dazu neigen, zu überdenken. Sie glauben möglicherweise, dass sie perfekt und unfehlbar sind. Wenn ihnen dann aber doch ein Fehler unterläuft, kann es sein, dass die Betroffenen sich übermäßig kritisieren und sich Sorgen machen, was andere von ihnen denken könnten.

In beiden Fällen kann das Überdenken unser Selbstwertgefühl beeinträchtigen, da die Möglichkeit besteht, sich einer negativen Gedankenspirale zu verlieren. Menschen mit einem niedrigen Selbstwertgefühl empfinden sich möglicherweise als unzureichend oder minderwertig, während Menschen mit einem übermäßig hohen Selbstwertgefühl ihre eigene Überlegenheit in Frage stellen und sich Sorgen darüber machen, dass sie ihre Position nicht halten können. Beide Fälle haben zur Folge, dass wir uns schlecht fühlen und uns möglicherweise selbst von Zielen und Träumen abhalten.

Trauma

Ein Trauma kann ebenfalls eine Ursache für übermäßiges Grübeln und Überdenken sein. Traumatisierte Menschen können Schwierigkeiten haben, sich von den erlebten Ereignissen zu lösen und sie aus ihrem Gedächtnis zu verbannen. Das ständige Wiedererleben von traumatischen Ereignissen in Form von Flashbacks oder Albträumen kann negative Gedankenspiralen zur Folge haben, da das Trauma ständig in ihrem Kopf ständig präsent ist. Das Überdenken kann auch dazu dienen, die Kontrolle über die eigenen Gedanken und Gefühle zurückzugewinnen, da das Trauma Gefühle von Machtlosigkeit und Hilflosigkeit auslösen kann.

Traumatische Erfahrungen können auch das Vertrauen in andere Menschen und in die Welt im Allgemeinen untergraben. Das ständige Überdenken kann dazu dienen, die eigene Sicherheit zu gewährleisten, indem man immer auf der Hut ist und die möglichen Gefahren in der Umgebung wahrnimmt. Es kann ebenfalls vorkommen, dass man den eigenen Verstand und die eigene Wahrnehmung ständig prüfen muss, um sicherzustellen, dass man sich nicht in einer gefährlichen Situation befindet.

Ängste, schlechte Erfahrungen, familiäre Traumata und Spott sind ebenfalls Auslöser des Überdenkens. Menschen, die beispielsweise wiederholt schlechte Erfahrungen gemacht haben, neigen manchmal dazu, diese Erfahrungen immer wieder zu durchdenken, um zu verstehen, was schiefgelaufen ist und versuchen zu lernen, wie sie in Zukunft besser damit umgehen können. Ängste und Sorgen bringen einige Menschen dazu, übermäßig viel zu Grübeln, da sie versuchen, die Kontrolle über ihre Situation zu behalten und mögliche negative Auswirkungen zu vermeiden.

Familiäre Traumata, wie zum Beispiel der Verlust eines Elternteils oder Misshandlungen in der Kindheit, können ebenfalls dazu führen, dass Menschen vermehrt zum Überdenken neigen. Die negativen Erfahrungen und Erlebnisse sind oft tief im Unterbewusstsein verankert und manifestieren sich teilweise in Form von ständigen Gedanken, Ängsten und Zweifeln.

Menschen, die in der Vergangenheit verspottet oder belächelt wurden, sind ebenfalls oft von negativen Gedankenspiralen betroffen. Es kann vorkommen, dass sie sich vermehrt Gedanken darüber machen, was andere über sie denken, wie sie von anderen wahrgenommen werden und wie sie sich in bestimmten sozialen Situationen verhalten sollen. Dies kann zu einem ständigen Überdenken von vergangenen oder zukünftigen Interaktionen führen, wodurch möglicherweise das Selbstbewusstsein und die Fähigkeit zur sozialen Interaktion beeinträchtigt wird.

Natürlich ist hierbei wichtig, zu betonen, dass diese Ursachen nicht zwangsläufig zu übermäßigem Grübeln führen müssen und dass jeder Mensch unterschiedlich auf belastende Erfahrungen und Umstände reagiert.

Das Überdenken kann nach einem Trauma eine normale Reaktion sein und Teil des Bewältigungsprozesses sein. Wenn es jedoch zu einem ständigen Zustand wird und das tägliche

Leben beeinträchtigt, ist in manchen Fällen professionelle Hilfe erforderlich, um damit umgehen zu können. Eine gezielte Therapie kann dazu beitragen, das Trauma zu verarbeiten und Techniken zur Bewältigung des Überdenkens zu erlernen.

Beziehung zur Gesellschaft und zu anderen

Unsere Beziehungen zu anderen Menschen und zur Gesellschaft als Ganzes können einen erheblichen Einfluss auf unser Denken haben. Einerseits können positive Beziehungen zu Freunden, Familie und Kollegen uns unterstützen und stärken, was sich positiv auf unser Denken und Handeln auswirkt.

Andererseits können negative Beziehungen oder soziale Isolation dazu führen, dass wir uns unsicher und unverstanden fühlen, was wiederum bewirken kann, dass wir uns selbst in Frage stellen und uns negativ über uns selbst und unsere Fähigkeiten denken. Auch das Gefühl, nicht in die Gesellschaft zu passen oder stigmatisiert zu werden, kann Auslöser des Überdenkens sein und das Selbstwertgefühl beeinträchtigen. Es ist daher wichtig, eine unterstützende soziale Umgebung aufzubauen und sich mit anderen auszutauschen, um das Überdenken zu reduzieren und das Selbstwertgefühl zu stärken.

Es gibt verschiedene Faktoren im Zusammenhang mit der Beziehung zu anderen und zur Gesellschaft, die zum Überdenken führen können. Wenn jemand zum Beispiel keine klaren Werte oder keine klaren Vorstellungen davon hat, wer er/sie sein möchte oder was er/sie im Leben erreichen möchte, kann das zu einem ständigen inneren Konflikt führen, der das Überdenken verstärkt.

Soziale Verpflichtungen sind teilweise ebenso dafür verantwortlich, dass Menschen übermäßig viel über ihre Entscheidungen nachdenken. Oft fühlen sie sich verpflichtet, den Erwartungen anderer gerecht zu werden, was zu einem hohen Maß an Selbstzweifel und Unsicherheit führen kann. Die Angst, andere zu enttäuschen oder ihre Erwartungen nicht zu erfüllen, kann zu einem ständigen Überdenken von Entscheidungen führen, um sicherzustellen, dass sie im Einklang mit den Wünschen anderer stehen. Dies kann zu einer erheblichen Belastung werden, die in geistiger Erschöpfung, Angstzuständen und Depressionen enden kann.

Um dem entgegenzuwirken, ist es wichtig, dass Menschen lernen, ihre eigenen Bedürfnisse und Wünsche zu erkennen und auch "Nein" sagen zu können, wenn sie überfordert sind. Eine klare Kommunikation über die eigenen Grenzen und Bedürfnisse kann helfen, soziale Verpflichtungen zu reduzieren und das Überdenken zu minimieren.

Die Angst vor Verurteilung durch andere kann eine Ursache für das Überdenken sein. Wenn wir ständig befürchten, von anderen kritisiert oder abgelehnt zu werden, neigen wir dazu, unsere Handlungen und Entscheidungen immer wieder zu überdenken, um sicherzustellen, dass wir keine Fehler machen oder uns bloßstellen. Da wir uns ständig Sorgen machen, was andere von uns denken könnten, anstatt uns auf unsere eigenen Werte und Bedürfnisse zu konzentrieren, ist es möglich, sich in negativen Gedanken zu verlieren.

Die eigenen Werte bilden das moralische Fundament einer Person und beeinflussen ihr Verhalten und ihre Entscheidungen. Wenn eine Person jedoch aufgrund der Angst vor Verurteilung durch andere ihre Werte und Überzeugungen nicht zum Ausdruck bringen kann oder sich nicht traut, ihre Meinung zu äußern, kann dies zu einem inneren Konflikt führen. Diese Konflikte können sich in Form von Überdenken manifestieren, da die Person ständig darüber nachdenkt, was andere von ihr denken und wie sie auf ihre Entscheidungen und Handlungen reagieren werden. Dadurch kann die Person in einem ständigen Zustand von

Unsicherheit und Zweifel verbleiben und sich schwertun, klare Entscheidungen zu treffen oder mutiger zu handeln.

Wenn Menschen keine klaren Werte oder Überzeugungen haben, auf die sie sich stützen können, ist ein Gefühl der Unsicherheit und Orientierungslosigkeit nicht unüblich. Die Betroffenen sind dann möglicherweise ständig auf der Suche nach Antworten und Zweifeln an ihren Entscheidungen. Dieses ständige Hinterfragen und Überdenken kann Auslöser von Erschöpfung, Angstzuständen und Depressionen sein. Es ist wichtig, dass Menschen sich Zeit nehmen, um ihre Werte zu definieren und herauszufinden, was ihnen im Leben wichtig ist. Eine klare Vorstellung von den eigenen Werten und Überzeugungen zu haben, kann dazu beitragen, Entscheidungen zu treffen und das Überdenken zu reduzieren.

Diese beiden Punkte der eigenen Werte und der Angst vor Verurteilung sind stark miteinander verknüpft. Es ist wichtig, zu erkennen, dass die Meinungen anderer nicht immer wichtig sind und dass es unmöglich ist, es jedem recht zu machen. Eine gesunde Einstellung besteht darin, sich auf das zu konzentrieren, was für einen selbst wichtig ist und sich von der Angst vor der Meinung anderer zu befreien.

Schwierigkeiten bei der Definition von Beziehungen können eine Ursache für Überdenken sein, da sie oft mit Unsicherheit, Zweifeln und Ängsten verbunden sind. Wenn jemand zum Beispiel Schwierigkeiten hat, die Grenzen einer Freundschaft zu definieren, kann dies zu ständigem Nachdenken und Fragen führen, ob die Freundschaft wirklich tief und bedeutsam ist oder ob es sich nur um eine oberflächliche Beziehung handelt. Diese Unsicherheit kann zu Zweifel oder Ängste darüber hervorbringen, dass der Freund nicht wirklich loyal oder, dass die Freundschaft nicht von Dauer ist. Eine übermäßige Analyse von Gesprächen, Verhaltensweisen und Interaktionen und selbstzerstörerisches Überdenken sind mögliche Folgen.

Die Angst vor der Übernahme von Verantwortung kann ebenfalls eine Ursache für das Überdenken sein, da sie zu einem Mangel an Entscheidungsfreude führen kann. Dies kann endloses Grübeln und Zweifel mit sich bringen, da sich die Person Sorgen darüber macht, was passieren könnte, wenn sie eine bestimmte Entscheidung trifft. Zum Beispiel kann jemand, der sich vor Verantwortung scheut, sich schwertun, eine neue Stelle anzunehmen oder in eine neue Stadt zu ziehen, da diese Veränderungen eine höhere Verantwortung mit sich bringen können. Dies kann darin münden, dass die Person in der gleichen unglücklichen Situation bleibt oder Entscheidungen trifft, die nicht auf ihre langfristigen Ziele ausgerichtet sind, was letztendlich eine deutliche Einschränkung des Lebens der Person bedeuten und dazu beitragen kann, dass sie in einer negativen Gedankenspirale gefangen bleibt.

Soziale Schwächen können im Kontext des Überdenkens zu einer Ursache und einer Folge werden, da es vorkommen kann, dass man sich ständig mit der Wahrnehmung anderer beschäftigt und sich Gedanken darüber macht, wie man auf andere wirkt. Wenn man das Gefühl hat, dass man aufgrund der Schwächen von anderen abgewertet wird, kann dies das Selbstwertgefühl beeinträchtigen und das Überdenken verstärken. Zum Beispiel könnte jemand, der Schwierigkeiten hat, in größeren Gruppen zu sprechen, befürchten, dass dies von anderen als Schwäche angesehen wird, wodurch er oder sie möglicherweise viel zu sehr darüber nachdenkt, wie er oder sie auf andere wirkt und seine Rede verbessern kann. Diese Art des Überdenkens kann die Ursache dafür sein, dass sich die Person zurückzieht und sich vermeidenden Verhaltensweisen zuwendet, was wiederum zu sozialen Schwierigkeiten führen kann.

Management von Emotionen

Das Management von Emotionen bezieht sich auf die Fähigkeit, die eigenen Gefühle zu erkennen, zu verstehen und zu regulieren. Es geht darum, ein angemessenes Maß an Emotionen auszudrücken und zu verarbeiten, um ein gesundes und produktives Leben zu führen. Emotionsmanagement kann dabei helfen, Stress zu reduzieren, Beziehungen zu verbessern, Selbstbewusstsein zu steigern und allgemein das psychische Wohlbefinden zu fördern.

Eine wichtige Komponente des Emotionsmanagements ist die Fähigkeit, die eigenen Gefühle zu erkennen und zu verstehen. Dazu gehört, dass man sich bewusst ist, welche Emotionen man empfindet, woher sie kommen und wie sie sich äußern. Es ist außerdem wichtig, zu verstehen, wie Emotionen das eigene Denken und Verhalten beeinflussen können.

Um Emotionen effektiv zu managen, gibt es verschiedene Strategien und Techniken. Eine Möglichkeit ist beispielsweise die Auseinandersetzung mit den eigenen Gedanken, die diese Emotionen auslösen. Hier kann es helfen, negative Gedankenmuster zu identifizieren und durch positive Gedanken zu ersetzen. Auch körperliche Aktivitäten wie Sport oder Entspannungsübungen können dazu beitragen, negative Emotionen abzubauen und das Wohlbefinden zu steigern.

Emotionsmanagement kann auch dabei helfen, zwischenmenschliche Beziehungen zu verbessern. Wenn man in der Lage ist, Emotionen angemessen auszudrücken und zu regulieren, kann dies dazu beitragen, Konflikte zu lösen und eine positive Kommunikation aufrechtzuerhalten.

Sehnsüchte und Unzufriedenheit spielen ebenfalls eine erhebliche Rolle beim Überdenken. Sehnsüchte sind Wünsche, die wir haben, stehen oft in Bezug zu Dingen, die wir nicht haben oder erreicht haben. Unzufriedenheit hingegen bezieht sich auf das Fehlen von Zufriedenheit und Erfüllung in unserem Leben. Wenn wir uns nach etwas sehnen oder unzufrieden sind, neigen wir dazu, über die Gründe für unsere Unzufriedenheit nachzudenken und uns Gedanken darüber zu machen, wie wir diese Sehnsüchte erfüllen oder unsere Unzufriedenheit lindern können. Das kann dazu führen, dass wir uns in einem Zyklus des Überdenkens befinden, der uns davon abhält, im Moment zu leben und unsere Erfahrungen voll zu genießen.

Sehnsüchte können ebenfalls der Grund dafür sein, dass wir uns mit anderen vergleichen und uns minderwertig fühlen, wenn wir das Gefühl haben, nicht das zu haben, was andere haben. Dies kann zur Folge haben, dass wir uns ständig fragen, warum wir nicht so erfolgreich oder glücklich sind wie andere. Unzufriedenheit mündet oft darin, dass wir uns auf das konzentrieren, was uns fehlt, anstatt das zu schätzen, was wir haben. Dies kann uns in eine negative Gedankenspirale ziehen.

Wenn wir uns ständig nach etwas sehnen oder unzufrieden sind, befinden wir uns in einem Zustand der ständigen Unruhe und Unzufriedenheit. Das kann uns empfindlicher gegenüber Emotionen und anderen Menschen machen, da wir ständig auf der Suche nach dem sind, was uns fehlt oder was uns glücklich machen könnte. Das kann uns auch dazu bringen, unsere Erfahrungen ständig zu bewerten und zu überdenken, was uns daran hindert, im Moment zu leben und uns auf das zu konzentrieren, was gerade passiert.

Menschen, die besonders empfindlich sind, neigen dazu, Dinge intensiver zu erleben als andere. Sie nehmen Dinge persönlicher und können sich schnell von Ereignissen oder Interaktionen mit anderen verletzt fühlen. Dies kann mit sich bringen, dass sie diese Ereignisse und Interaktionen immer wieder in Gedanken durchgehen und versuchen, sie zu verstehen und zu verarbeiten.

Diese erhöhte Empfindlichkeit kann zudem bewirken, dass sie sich zu sehr um die Meinungen und Gefühle anderer kümmern und sich ständig Sorgen machen, was andere über sie denken oder fühlen könnten. Sie können sich auch intensiver auf zwischenmenschliche Beziehungen einlassen und ihre Beziehungen sehr ernst nehmen, was zu übermäßigem Grübeln über die Dynamik und den Verlauf dieser Beziehungen führen kann.

Außerdem können Menschen, die empfindlicher sind, dazu neigen, sich aufgrund von sozialen Interaktionen und Ereignissen übermäßig Gedanken zu machen und verstärkt über diese nachzudenken, was zur Folge haben kann, dass sie bestimmte Situationen immer wieder durchspielen und analysieren, in der Hoffnung, die richtige Handlungsweise zu finden und ihre Unsicherheit zu überwinden.

Insgesamt kann eine erhöhte Empfindlichkeit gegenüber Emotionen und anderen Menschen dazu führen, dass man sich ständig mit negativen Gedanken und Sorgen beschäftigt, was wiederum zu übermäßigem Überdenken führen kann.

Die Angst vor dem Glück ist oft ein weiterer Faktor, der sich auf das Überdenken auswirken kann. Menschen mit dieser Angst haben oft das Gefühl, dass sie es nicht verdienen, glücklich zu sein, oder dass das Glück nur vorübergehend ist und sie es irgendwann wieder verlieren werden. Die Angst vor dem Glück kann auch mit der Angst vor Veränderungen und der Unsicherheit verbunden sein, die mit dem Erreichen eines höheren Levels des Glücks einhergeht.

Diese Angst kann bewirken, dass Menschen ungesunde Verhaltensweisen wie beispielsweise das Überdenken entwickeln, um sich vor potenziellen Enttäuschungen und Verletzungen zu schützen. In manchen Fällen ist es möglich, dass sich Betroffene gar nicht erst auf neue Beziehungen oder Herausforderungen einlassen, um das Risiko zu vermeiden, dass das Glück wieder verschwindet. Die Angst vor dem Glück kann auch zu einer negativen Einstellung führen, bei der Menschen sich selbst davon überzeugen, dass Glück nicht realistisch oder wichtig ist, um ihre eigenen Erwartungen an das Leben zu senken.

Um diese Angst zu überwinden, ist es wichtig, sich bewusst zu werden, dass Glück kein Zustand ist, der dauerhaft erreicht wird, sondern ein Prozess des Strebens und der Erfüllung. Es ist auch hilfreich, sich bewusst zu werden, dass es normal ist, Ängste und Zweifel zu haben, aber dass sie nicht immer Realität sind und überwunden werden können.

Insgesamt gibt es viele verschiedene Ursachen, die das Überdenken beeinflussen können. Ein geringes Selbstwertgefühl kann bewirken, dass man sich selbst in Frage stellt und häufig zweifelt. Traumatische Erfahrungen können zu einer erhöhten emotionalen Reaktivität führen und das Überdenken verstärken. Die Beziehung zu anderen Menschen und zur Gesellschaft im Allgemeinen kann ebenfalls eine große Rolle spielen, insbesondere wenn es um soziale Verpflichtungen, die Angst vor Verurteilung oder Schwierigkeiten bei der Definition von Beziehungen geht. Auch das Management von Emotionen spielt oft eine wichtige Rolle, da eine erhöhte Empfindlichkeit gegenüber Emotionen und anderen Menschen sowie die Angst vor dem Glück zur Folge haben können, dass man Situationen oder Entscheidungen ständig überdenkt.

Es ist wichtig, zu beachten, dass diese Ursachen oft miteinander verbunden sind und dass eine einzige Ursache selten allein dafür verantwortlich ist, dass jemand zum Überdenken neigt. Darüber hinaus können diese Ursachen auch von Person zu Person sehr unterschiedlich sein. Es ist daher wichtig, sich selbst gut zu kennen und die eigenen Trigger und Schwachstellen zu identifizieren, um das Überdenken zu reduzieren. In einer negativen Gedankenschleife festzuhängen kann sehr belastend und einschränkend sein, aber es gibt Möglichkeiten, diese zu verlassen. Durch die Identifizierung der Ursachen und die Entwicklung von Strategien zur Bewältigung kann man Schritt für Schritt lernen, das Überdenken zu reduzieren und sich auf das Leben im Hier und Jetzt zu konzentrieren.

Teil 2: Auswirkungen

Das Überdenken kann viele Auswirkungen auf unser Leben haben und uns in verschiedenen Bereichen beeinträchtigen. Obwohl das Nachdenken über Dinge in bestimmten Situationen nützlich sein kann, kann uns ein übermäßiges und unnötiges Überdenken in eine Spirale der Gedanken führen, die schwer zu durchbrechen ist. In diesem Kapitel werden wir uns eingehend mit den Auswirkungen von Überdenken beschäftigen und untersuchen, wie es unser Leben beeinträchtigen kann, wobei wir uns mit unserem emotionalen Wohlbefinden bis hin zu unseren Beziehungen und unserer Produktivität beschäftigen.

Psychologische Auswirkungen

Überdenken kann bei verschiedenen psychischen Störungen eine Rolle spielen. Bei Depressionen kann es dazu führen, dass negative Gedanken und Emotionen verstärkt werden und eine negative Gedankenspirale entsteht. Betroffene können sich in Gedanken immer weiter in negative Szenarien hineinsteigern und dadurch ihre Stimmung weiter verschlechtern.

Auch bei Angststörungen, insbesondere bei sozialen Ängsten und Panikattacken, kann das Überdenken eine Rolle spielen. Betroffene denken oft immer wieder über Situationen nach, die ihnen Angst machen und verstärken ihre Angst dadurch nur noch. Sie können ebenfalls übermäßig über mögliche negative Folgen von Handlungen nachdenken und dadurch eine gewisse Art der Handlungsunfähigkeit empfinden.

Bei Stress kann Überdenken zur Folge haben, dass Betroffene sich immer mehr Sorgen machen und dadurch ihre körperliche und geistige Belastbarkeit weiter beeinträchtigen. Sie können auch Schwierigkeiten haben, abzuschalten und sich zu entspannen.

Bei posttraumatischen Belastungsstörungen (PTBS) kann Überdenken bewirken, dass Betroffene sich immer wieder in traumatischen Erlebnissen wiederfinden, und dadurch verstärkt unter Symptomen wie Flashbacks, Albträumen und Übererregung leiden.

Auch bei Zwangsstörungen kann Überdenken eine Rolle spielen. Es ist nicht unüblich, dass sich Betroffene immer wieder gedanklich in Zwangshandlungen hineinversetzen und dadurch ihre Angst vor bestimmten Situationen oder Objekten verstärken. Sie können auch übermäßig über mögliche negative Folgen von Handlungen nachdenken und dadurch Handlungsunfähigkeit empfinden.

Zusammenfassend kann Überdenken eine Verstärkung von psychischen Störungen wie Depressionen, Ängsten, Stress, PTBS, Zwangsstörungen und sozialen Ängsten begünstigen. Es kann zu einer negativen Gedankenspirale führen, die das Wohlbefinden der Betroffenen stark beeinträchtigt.

Gesellschaftliche Auswirkungen

Menschen, die übermäßig viel nachdenken, können sich von der Gesellschaft ausgegrenzt fühlen, weil sie Schwierigkeiten haben, sich in sozialen Situationen wohlzufühlen. Dies kann ein allgemeines Unbehagen erzeugen, wenn es darum geht, mit anderen Menschen in Kontakt zu treten oder soziale Verpflichtungen einzugehen. Verbringt jemand viel Zeit damit, darüber nachzudenken, wo er oder sie in der Gesellschaft steht oder wie er oder sie von anderen wahrgenommen wird, kann dies zu Frustration und Unzufriedenheit führen.

Eine weitere mögliche Auswirkung von Überdenken auf die Gesellschaft ist die Verschlechterung der Beziehungen zu engen Freunden und Familienmitgliedern. Wenn man sich zu sehr in seine eigenen Gedanken vertieft, kann dies zur Folge haben, dass man sich von anderen isoliert oder sich nicht in der Lage fühlt, sich angemessen auszudrücken oder auf andere einzugehen. Dies kann zu Konflikten oder Missverständnissen führen und die Beziehungen belasten.

Es ist wichtig, zu betonen, dass Überdenken nicht immer negative Auswirkungen hat und nicht jeder, der viel nachdenkt, automatisch darunter leidet. Wenn jedoch Überdenken zu einem Problem wird und das tägliche Leben beeinträchtigt, ist es wichtig, professionelle Hilfe in Anspruch zu nehmen.

Körperliche Auswirkungen

Überdenken kann nicht nur psychologische, sondern auch physische Auswirkungen haben. Eine der möglichen Folgen des ständigen Grübelns ist eine verkürzte Lebenszeit. Studien haben gezeigt, dass Überdenken mit einem erhöhten Risiko für Herz-Kreislauf-Erkrankungen verbunden ist. Dies kann durch eine erhöhte Freisetzung von Stresshormonen wie Cortisol und Adrenalin verursacht werden, die das Herz-Kreislauf-System belasten können.

Zudem kann Überdenken zu verschiedenen gesundheitlichen Problemen führen, wie beispielsweise zu Kopf- und Rückenschmerzen. Wenn sich jemand ständig Sorgen macht, verkrampft er oder sie oft unwillkürlich Muskeln, was zu Spannungskopfschmerzen oder Schmerzen im Rücken führen kann. Außerdem begünstigt Überdenken die Müdigkeit, da es dem Gehirn sehr viel Energie abverlangt, die Gedankenmuster aufrechtzuerhalten. Ein Mangel an Energie kann dazu führen, dass sich jemand müde, ausgelaugt und erschöpft fühlt.

Neben den bereits erwähnten Symptomen kann Überdenken auch ein geschwächtes Immunsystem zur Folge haben. Stresshormone können das Immunsystem beeinträchtigen und somit die Anfälligkeit für Krankheiten erhöhen. In der Tat haben Studien gezeigt, dass Personen, die anfälliger für

Überdenken sind, ein erhöhtes Risiko haben, an Infektionen und Autoimmunerkrankungen zu erkranken.

Es ist zudem erwähnenswert, dass Überdenken zu einer Verschlechterung der Schlafqualität führen kann. Wenn jemand ständig grübelt, ist es schwieriger, das Gehirn zur Ruhe zu bringen und in den Schlafmodus zu schalten. Eine schlechte Schlafqualität kann wiederum zu einer Reihe von körperlichen und geistigen Gesundheitsproblemen führen, einschließlich Müdigkeit, Reizbarkeit und schlechter Leistungsfähigkeit am Arbeitsplatz oder in der Schule.

Insgesamt ist festzuhalten, dass Überdenken eine Reihe von physischen Gesundheitsproblemen zur Folge haben kann, die von Schmerzen und Müdigkeit bis hin zu Herz-Kreislauf-Erkrankungen und geschwächtem Immunsystem reichen können. Wenn Sie das Gefühl haben, dass Überdenken Ihr Leben beeinträchtigt, ist es wichtig, professionelle Hilfe in Anspruch zu nehmen, um Ihre Gedankenmuster zu ändern und Ihre Gesundheit zu verbessern.

3 – Selbstanalyse

Selbstanalyse ist ein wichtiger Schritt in der persönlichen Entwicklung und der Verbesserung des eigenen Wohlbefindens. Es ermöglicht uns, uns selbst besser zu verstehen, unsere Stärken und Schwächen zu erkennen und Ziele zu setzen, um uns weiterzuentwickeln. Durch die Identifizierung unserer eigenen Denkmuster, Emotionen und Verhaltensweisen können wir uns bewusst machen, was uns antreibt und was uns zurückhält.

Eine Selbstanalyse erfordert jedoch Mut und Offenheit, da wir vollkommen ehrlich mit uns selbst sein müssen, um unsere Wahrnehmungen und Überzeugungen zu hinterfragen. In diesem Kapitel werden wir verschiedene Methoden der Selbstanalyse und Selbstreflexion betrachten, die Ihnen dabei helfen können, Ihre eigenen Ziele und Prioritäten zu erkennen und Ihre persönliche Entwicklung zu fördern.

Fragebogen

In diesem Fragebogen geht es darum, Ihr persönliches Risiko bezüglich des Überdenkens zu analysieren. Das Überdenken kann zu einer Vielzahl von negativen psychologischen und physischen Auswirkungen führen und ist ein Problem, das viele Menschen betrifft.

Die folgenden Fragen sollen Ihnen dabei helfen, Ihr Überdenken zu reflektieren und ein besseres Verständnis dafür zu bekommen, wie stark es Sie beeinflusst. Bitte beantworten Sie die Fragen ehrlich und ohne zu lange darüber nachzudenken.

Am Ende des Fragebogens werden Sie eine Auswertung Ihrer Antworten erhalten, die Ihnen helfen, Ihr persönliches Risiko für Überdenken zu verstehen und Wege zu finden, wie Sie es reduzieren können.

Beantworten Sie die Fragen auf einer Skala von 1 bis 5, wobei 1 gar nicht zutreffend ist und 5 genau auf Sie zutrifft.

1. Wie oft denken Sie über vergangene Ereignisse nach und grübeln darüber, was Sie hätten anders machen können?
2. Wie oft haben Sie Schwierigkeiten, Entscheidungen zu treffen, weil Sie zu viel darüber nachdenken?
3. Wie oft zweifeln Sie an Ihnen selbst oder Ihren Fähigkeiten?
4. Wie oft fühlen Sie sich überwältigt oder gestresst aufgrund von übermäßigem Nachdenken?
5. Wie oft hindert Sie das Überdenken daran, im Hier und Jetzt zu leben?
6. Wie oft haben Sie Schwierigkeiten, einzuschlafen oder durchzuschlafen, weil Sie zu viel nachdenken?
7. Wie oft leidet Ihre körperliche Gesundheit aufgrund von übermäßigem Nachdenken (z.B. Kopfschmerzen, Magenprobleme)?
8. Wie oft beeinflusst das Überdenken Ihre Beziehungen zu anderen Menschen (z.B. durch Misstrauen oder Isolation)?
9. Wie oft beeinträchtigt das Überdenken Ihre Leistung bei der Arbeit oder in der Schule?
10. Wie oft haben Sie das Gefühl, dass das Überdenken Sie daran hindert, glücklich zu sein?

Auswertung

Nachdem Sie die Fragen beantwortet haben, zählen Sie die Punkte zusammen.

0 bis 24 Punkte: Niedriges Risiko

Ein niedriges Risiko oder eine niedrige Ausprägung bedeutet, dass Sie wahrscheinlich eine gesunde und ausgeglichene

Einstellung zum Überdenken haben. Sie sind in der Lage, gesunde Grenzen zu setzen und sich nicht in übermäßigem Grübeln zu verlieren. Zudem sind Sie dazu fähig, Probleme und Herausforderungen rational zu betrachten und angemessen zu handeln, ohne sich von negativen Emotionen überwältigen zu lassen. Das ist eine großartige Basis für ein gesundes und erfülltes Leben. Aber lassen Sie uns nicht vergessen, dass jeder gelegentlich zum Überdenken neigt, also bleiben Sie wachsam und achten Sie auf sich selbst und Ihre Gedanken.

24 bis 39 Punkte: Mittleres Risiko

Wenn Sie in der Kategorie "Mittleres Risiko / mittlere Ausprägung" gelandet sind, dann bedeutet das, dass Sie in einigen Bereichen möglicherweise etwas zu viel nachdenken, was ihr Leben belasten könnte. Es ist wichtig, darauf zu achten, dass dies Ihr Leben und Ihre Gesundheit nicht zu sehr darunter leiden.

Es könnte hilfreich sein, Ihre Gedanken und Sorgen zu teilen, entweder mit engen Freunden oder einem professionellen Therapeuten. Sie könnten auch versuchen, Techniken wie Achtsamkeit oder Meditation zu nutzen, um Ihr Denken zu beruhigen und eine bessere Balance zu finden.

Es ist außerdem wichtig, zu erkennen, dass Überdenken ein normales menschliches Verhalten ist, es aber, sobald ein bestimmter Punkt überschritten wird, unsere Lebensqualität beeinträchtigen kann. Indem Sie bewusst auf Ihr Denken achten und sich möglicherweise Unterstützung suchen, können Sie lernen, ein gesünderes Verhältnis zu Ihren Gedanken und Sorgen zu entwickeln

40 bis 50 Punkte: Hohes Risiko

Wenn Sie in der Kategorie Hohes Risiko gelandet sind, dann bedeutet das, dass Sie wahrscheinlich sehr viel überdenken und dieses Nachdenken ihr Leben stark belastet. Dieses übermäßige Nachdenken kann Ihre täglichen Aktivitäten beeinträchtigen und sogar zu körperlichen Beschwerden führen. Es ist wichtig, dass Sie sich mit Ihrem Überdenken auseinandersetzen und Wege finden, damit umzugehen und es zu reduzieren.

Es könnte hilfreich sein, professionelle Unterstützung in Anspruch zu nehmen, um Ihnen dabei zu helfen, Strategien zur Bewältigung zu entwickeln und Ihr Wohlbefinden zu verbessern.

Einen Schritt zurücktreten

Es gibt viele Situationen im Leben, in denen wir uns auf eine bestimmte Aufgabe oder ein bestimmtes Problem konzentrieren und einfach nicht weiterkommen. Egal, ob es um eine schwierige Entscheidung geht, eine komplexe Beziehungsdynamik oder eine berufliche Herausforderung - manchmal scheint es, als ob wir einfach nicht vorankommen, obwohl wir genug Zeit und Anstrengungen in die Sache investieren. In solchen Fällen kann es hilfreich sein, einen Schritt zurückzutreten und das Gesamtbild zu betrachten.

Das bedeutet, dass wir uns bewusst Zeit nehmen, um uns von der unmittelbaren Herausforderung zu lösen und uns stattdessen mit einer breiteren Perspektive auseinanderzusetzen. Oftmals kann das allein schon dabei helfen, unsere Gedanken zu ordnen, eine neue Sichtweise auf das Problem zu gewinnen und mögliche Lösungen zu erkennen, auf die wir sonst nicht gekommen wären. Wenn wir uns zu sehr auf ein Problem fixieren, kann das dazu führen, dass wir den Blick für das große Ganze verlieren und uns in einer Schleife von negativem Denken und Überdenken verfangen.

Indem wir einen Schritt zurücktreten und das Gesamtbild betrachten, können wir uns selbst die Chance geben, aus dieser Schleife auszubrechen und uns auf das zu konzentrieren, was wirklich wichtig ist. Wir können uns selbst erlauben, kreativer und flexibler zu denken, und uns auf mögliche Lösungen konzentrieren, anstatt uns nur auf das Problem selbst zu fokussieren. Es ist wichtig, sich daran zu erinnern, dass wir nicht immer alles allein lösen müssen und dass es manchmal hilfreich sein kann, um Hilfe zu bitten oder sich mit anderen auszutauschen. Insgesamt kann das Zurücktreten und das Betrachten des Gesamtbildes dazu beitragen, dass wir unsere Gedanken neu ordnen, uns auf das Wesentliche konzentrieren und effektiver handeln können.

Entspannung

Entspannung kann ebenfalls eine sehr hilfreiche Methode sein, um das Überdenken zu reduzieren und wieder mehr Ruhe und Klarheit in Ihr Leben zu bringen. Wie bereits erwähnt ist es manchmal wichtig, einen Schritt zurückzutreten und das gesamte Bild zu betrachten. Wenn wir uns in einer stressigen Situation befinden, kann es schwierig sein, die Dinge objektiv zu betrachten und zu erkennen, was wirklich wichtig ist.

Indem Sie einen größeren Lebens- und Wirkungsrahmen berücksichtigen, können Sie die Dinge ins rechte Licht rücken und sich auf die Punkte konzentrieren, die Sie verbessern können. Es ist wichtig, zu erkennen, dass Überdenken oft Teil des Problems ist und dass es einen Unterschied zwischen Überdenken und der Problem- bzw. Lösungsfindung gibt. Während Überdenken dazu führen kann, dass wir uns in unseren Gedanken verlieren, wodurch wir uns selbst oft nur noch mehr belasten, können Lösungen uns helfen, uns auf konkrete Schritte zu konzentrieren, die wir unternehmen können, um unsere Situation zu verbessern.

Entspannungsübungen wie Yoga, Meditation oder progressive Muskelentspannung können helfen, Ihren Geist zu beruhigen und sich zu entspannen. Indem Sie sich auf Ihren Atem konzentrieren und Ihre Gedanken loslassen, können Sie auch lernen, sich von negativen Gedanken und Sorgen zu befreien.

Nehmen Sie sich Zeit für sich selbst und achten Sie auf Ihre Bedürfnisse. Es ist wichtig, gut für sich selbst zu sorgen und sich auf die eigene körperliche und geistige Gesundheit zu konzentrieren. Wenn Sie Entspannung in Ihren Alltag integrieren, werden Sie besser in der Lage sein, mit Stress und Überdenken umzugehen und eine positive Einstellung zu entwickeln.

Erwartungshaltung

Wenn man Probleme mit dem Überdenken hat, ist es wichtig, eine realistische Erwartungshaltung zu haben. Es ist unwahrscheinlich, dass man es komplett vermeiden kann, über Dinge nachzudenken und diese zu reflektieren, aber man kann lernen, wie man mit diesen Gedanken umgeht und sie auf ein gesundes Maß reduziert, um die Auswirkungen zu minimieren.

Es ist zudem wichtig, zu verstehen, dass Veränderungen nicht über Nacht geschehen und dass es ein Prozess ist, der Zeit und Geduld erfordert. Es kann hilfreich sein, kleine Schritte zu machen und sich auf Bereiche zu konzentrieren, die man verbessern kann, anstatt sich auf das zu konzentrieren, was nicht gut läuft.

Es ist ebenfalls wichtig, sich realistische Ziele zu setzen und nicht zu viel auf einmal zu erwarten. Man sollte sich bewusst sein, dass es Rückschläge geben kann und dass es normal ist, dass man nicht perfekt ist. Das Wichtigste ist jedoch, dass man nicht aufgibt und immer wieder versucht, an sich selbst zu arbeiten.

Letztendlich ist es wichtig, zu verstehen, dass Überdenken Teil des Lebens ist und dass man lernen muss, damit umzugehen, anstatt es zu vermeiden oder zu ignorieren. Mit einer realistischen Erwartungshaltung und der Bereitschaft, an sich selbst zu arbeiten, kann man lernen, ein gesundes Gleichgewicht zu finden und eine positive Einstellung zum Leben zu entwickeln.

Ideen für die persönliche Verbesserung und Entwicklung können eine hilfreiche Möglichkeit sein, um mit Überdenken umzugehen. Es geht darum, kleine Schritte zu unternehmen, um an sich selbst zu arbeiten und eine positive Veränderung zu bewirken.

Zunächst einmal ist es wichtig, sich bewusst zu machen, welche Bereiche des Lebens von Überdenken betroffen sind und wo man Verbesserungspotential sieht. Das können Beziehungen zu anderen Menschen, die berufliche Situation oder die eigene Gesundheit sein. Sobald man diese Bereiche identifiziert hat, kann man Ideen und konkrete Maßnahmen entwickeln, um diese Aspekte zu verbessern.

Ein wichtiger Punkt dabei ist, sich realistische Ziele zu setzen. Es bringt wenig, sich Ziele zu setzen, die man am Ende nicht erreichen kann, wodurch man sich nur noch mehr unter Druck setzt. Stattdessen sollte man kleine, realistische Schritte definieren und sich auf diese konzentrieren. Zum Beispiel kann man sich vornehmen, in einer Woche dreimal Sport zu treiben oder sich jeden Tag zehn Minuten Zeit für Achtsamkeitsübungen zu nehmen.

Es ist außerdem wichtig, sich bewusst zu machen, dass Veränderung Zeit und Geduld erfordert. Es geht darum, langfristig positive Gewohnheiten zu entwickeln und nicht

darum, innerhalb kürzester Zeit alles zu ändern. Lassen Sie sich nicht davon ermutigen, wenn Sie einen Rückschlag erleiden, und konzentrieren Sie sich stattdessen auf die Fortschritte, die Sie bereits gemacht haben.
Ein weiterer wichtiger Punkt ist es, sich Hilfe und Unterstützung zu suchen. Das kann zum Beispiel ein Gespräch mit einem Freund oder Familienmitglied sein, der einen bei der Umsetzung der Ziele unterstützt, aber auch professionelle Hilfe, wie zum Beispiel ein Therapeut, kann dabei helfen, das Überdenken in den Griff zu bekommen und gesunde Bewältigungsstrategien zu entwickeln.

Letztendlich geht es darum, den Unterschied zwischen Überdenken und tatsächlichen Lösungen zu erkennen. Es ist wichtig, sich bewusst zu machen, dass das Überdenken allein oft zu keiner Lösung führt, sondern eher ein Teil des Problems ist. Ideen für die persönliche Verbesserung und Entwicklung können dabei helfen, neue Perspektiven zu gewinnen und effektive Lösungsansätze zu finden.

Um seine Erwartungen an sich selbst besser zu beschreiben, gibt es einige Tools, die man nutzen kann. Eines ist das System, SMART-Ziele zu verfassen.

SMART ist eine Abkürzung für ein Kriterienraster, das an definierte Ziele angelegt wird. Ziele müssen, um erreichbar und überprüfbar zu sein spezifisch, messbar, attraktiv, realistisch und terminiert sein (SMART).. Die SMART-Methode ist ein bewährtes Konzept für die Zielsetzung und hilft dabei, Ziele klar und präzise zu definieren und umzusetzen.

Spezifisch: Ein Ziel sollte spezifisch und eindeutig formuliert werden, damit klar ist, was genau erreicht werden soll. Ein spezifisches Ziel beantwortet die Fragen "Was?" und "Warum?".

Messbar: Ein Ziel sollte messbar sein, damit man den Fortschritt überwachen und den Erfolg bewerten kann. Eine messbare Zielsetzung beantwortet die Frage "Wie viel?".

Attraktiv: Ein Ziel sollte für die zielsetzende Person attraktiv sein, so dass es lohnenswert ist, dieses auch zu erreichen. Eine attraktive Zielsetzung beantwortet die Frage „Warum ist dies für mich erstrebenswert?"

Realistisch: Ein Ziel sollte erreichbar und realistisch sein. Es sollte eine Herausforderung darstellen, aber auch umsetzbar sein. Eine erreichbare Zielsetzung beantwortet die Frage „Ist es machbar?"

Terminiert: Ein Ziel sollte einen klaren Zeitrahmen haben, um den Fortschritt zu messen, und den Fokus auf das Ziel zu halten. Eine zeitgebundene Zielsetzung beantwortet die Frage "Wann?".

Wenn man diese fünf Kriterien in der Zielsetzung berücksichtigt, ist man in der Lage, klare und erreichbare Ziele zu setzen und diese auch umzusetzen. SMART-Ziele helfen dabei, den Fokus auf das Wesentliche zu legen und die Chancen auf Erfolg zu erhöhen.

Journaling ist eine weitere beliebte Methode, um Gedanken und Emotionen zu reflektieren, zu verarbeiten und zu dokumentieren. Hierbei geht es darum, regelmäßig seine Gedanken und Gefühle in einem Tagebuch, Journal oder Notizbuch festzuhalten. Dabei gibt es keine spezielle Vorgabe, wie das Journaling gestaltet werden soll, jeder kann es auf seine eigene Art und Weise tun.

Das Journaling kann dazu beitragen, seine Gedanken zu sortieren, Probleme zu identifizieren und Lösungswege zu finden. Es kann aber auch dabei helfen, sich selbst besser kennenzulernen, persönliche Wachstumsziele zu definieren und sich selbst zu motivieren.

Eine Möglichkeit, Journaling zu gestalten, ist das Freewriting. Dabei schreibt man einfach drauflos, ohne sich Gedanken über die Struktur oder den Inhalt des Textes zu machen. Hierbei geht es darum, einfach die Gedanken fließen zu lassen und die Gefühle und Gedanken unzensiert aufs Papier zu bringen. Es kann auch hilfreich sein, sich Fragen zu stellen und darauf zu antworten, um einen besseren Einblick in seine Gefühle und Gedanken zu bekommen.

Eine andere Möglichkeit ist das gezielte Journaling. Hierbei setzt man sich spezielle Themen oder Fragen, auf die man im Journaling eingehen möchte. Zum Beispiel könnte man sich Ziele setzen und die Fortschritte dokumentieren oder spezielle Ereignisse oder Situationen reflektieren.

Egal, welche Art des Journalings man wählt, es ist wichtig, regelmäßig zu schreiben und sich die Zeit dafür zu nehmen. Es kann ebenfalls helfen, das Journaling zu einem festen Bestandteil des Alltags zu machen und es so zu einer Gewohnheit werden zu lassen.

Zusammenfassend kann das Journaling als ein Werkzeug zur Selbstreflexion, Selbstentwicklung und Stressabbau dienen. Es gibt viele Arten, wie man es gestalten kann, aber letztendlich geht es darum, die Gedanken und Emotionen zu dokumentieren, um eine bessere Beziehung zu sich selbst aufzubauen und persönliche Wachstumsziele zu erreichen.

Ein weiteres Tool, das sehr hilfreich sein kann, ist das Visualisieren. Dies bezeichnet eine Technik, bei der man sich eine bestimmte Situation oder ein Ziel in Gedanken so lebhaft wie möglich vorstellt. Man versucht, sich in die Situation hineinzuversetzen und alle Sinne einzubeziehen, um eine möglichst realistische Vorstellung zu erzeugen. Das Visualisieren kann dabei helfen, Ziele zu erreichen, Ängste zu überwinden oder einfach nur den Geist zu beruhigen.

Es gibt verschiedene Arten von Visualisierung, je nachdem welches Ziel man verfolgt. Eine Möglichkeit ist zum Beispiel die "Future-Self-Visualisierung". Dabei stellt man sich vor, wie man in der Zukunft sein möchte, welche Ziele man erreicht hat und welche Person man geworden ist. Man kann sich natürlich auch eine konkrete Situation vorstellen, die man meistern möchte, wie zum Beispiel ein wichtiges Gespräch oder eine Prüfung.

Eine andere Art von Visualisierung ist die "Mental-Rehearsal-Technik". Hierbei stellt man sich vor, wie man eine bestimmte Handlung oder Situation meistert, bevor man sie tatsächlich ausführt. Man geht also gedanklich durch, was man sagen oder tun würde, um das gewünschte Ergebnis zu erreichen. Das kann helfen, Unsicherheiten oder Ängste abzubauen und sich auf die bevorstehende Situation vorzubereiten.

Um erfolgreich zu visualisieren, ist es wichtig, sich Zeit und Ruhe zu gönnen und sich auf die Vorstellung zu konzentrieren. Man kann auch unterstützende Hilfsmittel nutzen, wie zum Beispiel Musik oder Bilder, um die Vorstellungskraft zu stimulieren. Eine regelmäßige Praxis des Visualisierens kann dabei helfen, die Vorstellungskraft zu stärken und das Selbstvertrauen zu steigern.

4 - Zielsetzungen

Überdenken kann uns oft davon abhalten, unsere Ziele zu erreichen. Wenn wir zu viel Zeit damit verbringen, uns Sorgen oder Gedanken darüber zu machen, was schiefgehen könnte, können wir uns in eine Spirale der Unentschlossenheit und Unsicherheit fallen. Eine Möglichkeit, um aus diesem Kreislauf auszubrechen, ist die Festlegung klarer und konkreter Ziele. Indem wir uns klare Ziele setzen und diese systematisch angehen, können wir uns auf das Wesentliche konzentrieren und uns von unnötigem Grübeln befreien.

Wissen, wie man sich entspannt

Wenn Sie dazu neigen, Dinge zu überdenken, kann es oft schwierig sein, sich zu entspannen und den Kopf freizubekommen. Allerdings ist Entspannung ein wichtiger Bestandteil bei der Bewältigung von Überdenken. Wenn Sie lernen, wie man sich entspannt, kann das dazu beitragen, den Stress und die Angst zu reduzieren, die mit dem ständigen Grübeln einhergehen.

Eine wichtige Voraussetzung, um das Überdenken zu reduzieren und besser mit Stress und Ängsten umgehen zu können, ist die Schaffung eines idealen Lebensrahmens und einer förderlichen bzw. positiven Einstellung. Es geht darum, eine Umgebung zu schaffen, in der man sich wohl und sicher fühlt, und eine innere Haltung zu entwickeln, die es einem ermöglicht, jedem Tag optimistisch und selbstbewusst zu begegnen.

Die Schaffung eines idealen Lebensrahmens beinhaltet die Identifikation und Beseitigung von potenziellen Stressoren und die Einführung von positiven Gewohnheiten und Routinen, die das Wohlbefinden fördern. Dazu gehören beispielsweise regelmäßige Bewegung, gesunde Ernährung, ausreichender Schlaf, soziale Interaktionen und Zeit für Hobbys und Entspannung. Es ist auch wichtig, sich Zeit für Selbstreflexion und Selbstfürsorge zu nehmen, um die eigene Energie und Kreativität zu erhalten.

Eine förderliche Einstellung beinhaltet die Entwicklung von Selbstbewusstsein, Selbstakzeptanz und Selbstmitgefühl. Es geht darum, eine positive innere Stimme zu entwickeln und sich selbst zu ermutigen, anstatt sich nur zu kritisieren. Es ist auch hilfreich, die eigenen Stärken und Talente zu identifizieren und zu nutzen, um ein Gefühl der Erfüllung und Zufriedenheit im Leben zu finden.

Zusätzlich kann es helfen, sich bewusst zu machen, dass Stress und Ängste Teil des Lebens sind und dass es normal ist, sich in bestimmten Situationen überfordert zu fühlen. Es ist wichtig, zu lernen, wie man mit diesen Gefühlen umgeht und wie man sich selbst beruhigt und entspannt. Dabei können Techniken wie Meditation, Atemübungen, Progressive Muskelentspannung und Achtsamkeitsübungen helfen.

Die progressive Muskelentspannung ist eine Methode, bei der Sie bestimmte Muskelgruppen im Körper erst nacheinander anspannen und dann wieder entspannen. Dadurch lernen Sie, wie sich Entspannung anfühlt, und können diese Methode nutzen, um Stress abzubauen.

Eine weitere Methode ist die Tiefenatmung. Setzen Sie sich an einen ruhigen Ort und atmen Sie tief ein und aus, wobei Sie sich darauf konzentrieren, den Atem durch Ihren Bauch fließen zu lassen. Dadurch können Sie den Geist beruhigen und den Körper entspannen.

Yoga und Meditation sind ebenfalls beliebte Methoden, um den Geist zu beruhigen und den Körper zu entspannen. Yoga beinhaltet körperliche Bewegungen und Atemübungen, während Meditation sich auf die Konzentration und den

Fokus auf den Atem oder ein bestimmtes Objekt konzentriert. Durch regelmäßige Anwendung dieser Methoden können Sie lernen, sich besser zu entspannen und mit Überdenken umzugehen.

Insgesamt ist die Schaffung eines idealen Lebensrahmens und einer förderlichen Einstellung ein wichtiger Schritt, um das Überdenken zu reduzieren und besser mit Stress und Ängsten umgehen zu können. Es geht hierbei darum, eine Umgebung zu schaffen, in der man sich wohl und sicher fühlt, und eine innere Haltung zu entwickeln, die es einem ermöglicht, jedem Tag optimistisch und selbstbewusst zu begegnen.

Wiedererlangung der richtigen Wertschätzung seiner selbst und seines Lebens

Wenn wir uns in einem Zustand des Überdenkens befinden, neigen wir oft dazu, uns auf die negativen Aspekte unseres Lebens und unserer Persönlichkeit zu konzentrieren. Dies kann zur Folge haben, dass wir unsere eigene Wertschätzung und die Wertschätzung unseres Lebens verlieren. Wir fühlen uns möglicherweise niedergeschlagen, unwürdig oder unzufrieden mit unserem Leben.

Es ist wichtig, dass wir lernen, uns selbst und unser Leben wieder schätzen zu lernen. Hier sind einige Schritte, die dabei helfen können:

Erkennen Sie Ihre Stärken

Oft konzentrieren wir uns so sehr auf unsere Schwächen, dass wir vergessen, dass wir auch viele Stärken haben. Nehmen Sie sich Zeit, um über Ihre Stärken und Talente nachzudenken.

Um seine Stärken zu erkennen, gibt es verschiedene Methoden. Eine Möglichkeit ist, sich bewusst zu machen, in welchen Bereichen man besonders gut ist und wo man bereits Erfolge erzielt hat. Hierbei können auch Feedbacks von anderen Menschen hilfreich sein, um herauszufinden, was man gut gemacht hat und welche Fähigkeiten und Eigenschaften man besitzt.

Eine weitere Möglichkeit ist, sich an Situationen zu erinnern, in denen man sich besonders erfolgreich und zufrieden gefühlt hat. Welche Fähigkeiten und Eigenschaften waren in diesen Momenten besonders wichtig?

Eine weitere Methode ist, eine Liste von persönlichen Eigenschaften und Fähigkeiten anzufertigen und zu überlegen, in welchen Situationen diese zum Tragen kommen und wie man sie weiter ausbauen und nutzen kann.

Es ist ebenfalls sinnvoll, sich Feedback von anderen Menschen einzuholen. Man kann zum Beispiel Freunde, Familie oder Kollegen fragen, welche Stärken sie an einem schätzen oder in welchen Bereichen sie glauben, dass man besonders gut ist.

Es gibt also verschiedene Methoden, um die eigenen Stärken zu erkennen. Wichtig ist, sich bewusst zu machen, dass jeder Mensch individuelle Stärken und Fähigkeiten hat und dass es sinnvoll ist, diese zu erkennen und zu nutzen, um ein erfülltes und erfolgreiches Leben zu führen.

Vermeiden Sie negative Selbstgespräche

Achten Sie darauf, wie Sie mit sich selbst sprechen. Wenn Sie negative Selbstgespräche führen, versuchen Sie, diese zu stoppen und stattdessen positive Gedanken zu kultivieren.

Sprechen Sie mit Ihnen selbst so, wie Sie mit einem Freund sprechen würden.

Negative Selbstgespräche können unser Selbstwertgefühl beeinträchtigen und unsere Sichtweise auf uns selbst und die Welt um uns herum verzerrt darstellen. Glücklicherweise gibt es Methoden, mit denen man negative Selbstgespräche vermeiden oder umkehren kann.

- Bewusstsein entwickeln: Der erste Schritt besteht darin, sich der negativen Selbstgespräche bewusst zu werden und zu erkennen, in welchen Situationen sie auftreten. Hat man das geschafft, kann man sich folgende Fragen stellen: Was sage ich mir selbst? Wie fühle ich mich dabei? Wie wirkt sich das auf mein Verhalten aus?

- Reframing: Reframing ist eine Technik, bei der man negative Selbstgespräche in positive umwandelt. Wenn man sich selbst zum Beispiel sagt: "Ich bin nicht gut genug", kann man das in "Ich tue mein Bestes und ich kann mich verbessern" umformulieren. Man kann auch positive Affirmationen verwenden, um sich selbst zu stärken.

- Beweise sammeln: Sammeln Sie Beweise dafür, dass Ihre negativen Selbstgespräche nicht wahr sind. Zum Beispiel, wenn Sie sich sagen: "Ich bin nicht fähig, das zu tun", können Sie sich sagen: "Ich habe in der Vergangenheit ähnliche Dinge erfolgreich gemeistert".

- Umgebung verändern: Negative Selbstgespräche können auch durch eine gewisse Umgebung ausgelöst werden. Wenn man sich in einer Umgebung aufhält, die negative Emotionen hervorruft, kann es schwieriger sein, positive Selbstgespräche zu führen. Indem man seine Umgebung ändert, kann man sich in eine positive Stimmung versetzen und somit auch positivere Selbstgespräche führen.

- Professionelle Hilfe: Wenn negative Selbstgespräche immer wieder auftreten und das tägliche Leben beeinträchtigen, kann es hilfreich sein, professionelle Hilfe in Anspruch zu nehmen. Ein Therapeut kann Techniken anbieten, um negative Selbstgespräche zu identifizieren und zu bewältigen.

Es ist wichtig, zu verstehen, dass negative Selbstgespräche ein Teil des menschlichen Lebens sind und es normal ist, gelegentlich negative Gedanken zu haben. Doch indem man bewusst versucht, diese Gedanken umzukehren, kann man das eigene Selbstwertgefühl stärken und eine positivere Sichtweise auf sich selbst und die Welt um sich herum entwickeln.

Praktizieren Sie Selbstliebe

Nehmen Sie sich Zeit für sich selbst und tun Sie Dinge, die Ihnen Freude bereiten. Seien Sie nett zu sich selbst und achten Sie auf Ihre Bedürfnisse. Wenn Sie sich in einer schwierigen Lebensphase befinden, kann es schwer sein, positive Gefühle für sich selbst aufrechtzuerhalten, doch Selbstliebe ist ein wichtiger Schritt, um aus dieser Phase herauszukommen und ein erfüllteres Leben zu führen.

Sie müssen lernen, sich selbst zu akzeptieren und zu lieben, auch wenn Sie Fehler machen oder Schwächen haben. Hier sind einige Tipps, wie Sie Selbstliebe praktizieren können:

- Sprechen Sie liebevoll mit sich selbst: Verwenden Sie positive Selbstgespräche und sagen Sie sich selbst Dinge wie "Ich bin wertvoll und einzigartig" oder "Ich habe Stärken, die mich auszeichnen".

- Feiern Sie Ihre Erfolge: Denken Sie darüber nach, was Sie erreicht haben und feiern Sie Ihre Erfolge, egal wie klein sie auch sein mögen.

- Kümmern Sie sich um sich selbst: Nehmen Sie sich Zeit für Dinge, die Ihnen Freude bereiten, sei es eine entspannende Massage, ein gutes Buch oder einfach ein ruhiger Spaziergang in der Natur.
- Vermeiden Sie Vergleiche mit anderen: Jeder Mensch hat seine eigenen Stärken und Schwächen. Vergleichen Sie sich nicht mit anderen und konzentrieren Sie sich auf Ihre eigenen Fortschritte.

- Seien Sie geduldig mit sich selbst: Veränderung braucht Zeit und es ist wichtig, dass Sie geduldig mit sich selbst sind und Ihnen Zeit geben, um zu wachsen und sich zu entwickeln.

Wenn Sie Selbstliebe praktizieren, werden Sie lernen, sich selbst anzunehmen und zu lieben, was Ihnen wiederum dabei helfen wird, eine gesunde Beziehung zu Ihnen selbst und zu anderen aufzubauen.

Fokussieren Sie sich auf das Positive

Versuchen Sie, sich auf die positiven Dinge in Ihrem Leben zu konzentrieren. Schreiben Sie jeden Tag drei Dinge auf, für die Sie dankbar sind. Das Fokussieren auf das Positive ist ein wichtiger Schritt, um Ihre Einstellung und Ihr Wohlbefinden zu verbessern. Hier sind einige Tipps, wie Sie das Positive in Ihrem Leben betonen können:

- Üben Sie Dankbarkeit: Nehmen Sie sich jeden Tag Zeit, um sich bewusst zu machen, wofür Sie dankbar sind. Es kann hilfreich sein, ein Dankbarkeitstagebuch zu führen und jeden Tag drei Dinge aufzuschreiben, für die Sie dankbar sind.
- Konzentrieren Sie sich auf das Gute: Wenn Sie sich auf etwas konzentrieren, das Sie frustriert oder ärgert, kann es schwierig sein, das Positive zu sehen. Versuchen Sie

stattdessen, sich auf die guten Dinge in Ihrem Leben zu konzentrieren, auch wenn sie klein sind.

- Umgeben Sie sich mit positiven Menschen: Positive Menschen können Sie motivieren und inspirieren, während negative Menschen Sie herunterziehen können. Versuchen Sie, sich mit positiven Menschen zu umgeben, die Sie unterstützen und ermutigen.

- Finden Sie das Gute in schwierigen Situationen: Wenn Sie sich in einer schwierigen Situation befinden, versuchen Sie, das Gute darin zu finden. Vielleicht gibt es eine Lektion zu lernen oder eine Chance, zu wachsen.

- Konzentrieren Sie sich auf Ihre Erfolge: Denken Sie daran, was Sie erreicht haben und feiern Sie Ihre Erfolge, auch wenn sie klein sind. Eine positive Einstellung kann Ihnen helfen, weiterzumachen und neue Ziele zu erreichen.

Indem Sie sich auf das Positive in Ihrem Leben konzentrieren, können Sie Ihre Einstellung und Ihr Wohlbefinden verbessern. Es ist ein Prozess und erfordert Übung, aber mit der Zeit können Sie lernen, sich auf das Gute zu konzentrieren und das Negative loszulassen.

"Nehmen Sie Hilfe an"

Wenn Sie Schwierigkeiten haben, sich selbst und Ihr Leben zu schätzen, nehmen Sie Hilfe an. Sprechen Sie mit einem Freund, Familienmitglied oder einem Therapeuten. Es gibt Zeiten im Leben, in denen wir uns schwach und überfordert fühlen. Wir alle haben unsere Kämpfe und Herausforderungen, die uns manchmal überwältigen können. In solchen Momenten ist es wichtig, sich daran zu erinnern, dass es nicht negativ oder gar falsch ist, Hilfe anzunehmen.

Es gibt natürlich viele Gründe, warum es schwierig sein kann, Hilfe anzunehmen. Einige von uns haben vielleicht gelernt, dass es als schwach angesehen wird, um Hilfe zu bitten, oder wir haben Angst, dass wir als abhängig oder nicht fähig angesehen werden, wenn wir Hilfe annehmen. Andere mögen sich schuldig fühlen, wenn sie um Hilfe bitten, weil sie glauben, dass sie jemandem zur Last fallen oder nicht genug zurückgeben.

Aber in Wirklichkeit kann das Annehmen von Hilfe eine enorme Erleichterung sein und uns helfen, wieder eine positive Einstellung zum Leben zu finden. Wenn wir uns auf unsere Stärken und Fähigkeiten konzentrieren, können wir uns möglicherweise nicht vollständig auf die Lösung unserer Probleme konzentrieren. In solchen Fällen kann die Hilfe von außen, ob von Freunden, Familienmitgliedern oder professionellen Helfern dazu beitragen, uns zu entlasten und uns auf den Weg zur Genesung zu bringen.

Wenn Sie also das Gefühl haben, dass Sie Hilfe benötigen, zögern Sie nicht, diese auch anzunehmen. Es kann schwer sein, um Hilfe zu bitten, aber es kann auch eine sehr befreiende Erfahrung sein. Es ist eher ein Zeichen von Stärke, sich einzugestehen, dass man nicht alles allein bewältigen kann, und sich dann entschlossen dafür einzusetzen, das eigene Leben zu verbessern. Erinnern Sie sich daran, dass es nicht nur um Sie geht, sondern auch um die Menschen in Ihrem Umfeld, die Sie unterstützen und sich um Sie sorgen. Indem Sie Hilfe annehmen, ermöglichen Sie es ihnen, Sie auf die bestmögliche Weise zu unterstützen, und Sie erhöhen die Wahrscheinlichkeit, dass Sie Ihre Wertschätzung für sich selbst und Ihr Leben wiedererlangen.

Es ist wichtig, zu verstehen, dass die Wertschätzung von uns selbst und unserem Leben ein fortlaufender Prozess ist. Wir müssen uns kontinuierlich daran erinnern, uns selbst wertzuschätzen und uns bemühen, unsere Einstellung zu uns selbst und unserem Leben zu verbessern. Aber mit der Zeit und der Anwendung dieser Schritte können wir lernen, uns selbst und unser Leben wieder richtig zu schätzen.

Wiederherstellung harmonischer Beziehungen zu anderen

Menschen sind soziale Wesen und Beziehungen spielen eine wichtige Rolle in unserem Leben. Leider kann das Überdenken und der damit verbundene Stress auch unsere Beziehungen belasten und zu Konflikten führen. Es ist jedoch möglich, diese Beziehungen wiederherzustellen und zu verbessern.

Zunächst einmal ist es wichtig, die Ursache für die Konflikte oder Spannungen zu identifizieren. Geht es um ein bestimmtes Verhalten, eine Meinungsverschiedenheit oder ein tiefergehendes Problem? Sobald die Ursache bekannt ist, kann man an der Lösung arbeiten.

Ein weiterer wichtiger Aspekt ist die Kommunikation. Oftmals entstehen Konflikte aufgrund von Missverständnissen oder mangelnder Kommunikation. Es ist wichtig, ehrlich und klar zu kommunizieren, um Klarheit und Verständnis zu schaffen. Es kann auch hilfreich sein, sich in die Perspektive des anderen hineinzuversetzen und sich fragen, wie man selbst in dieser Situation reagieren würde.

Wenn es um Beziehungen geht, ist es auch wichtig, Grenzen zu setzen und diese zu respektieren. Jeder hat das Recht auf seine eigenen Bedürfnisse und Wünsche und es ist wichtig, diese zu kommunizieren und auch zu respektieren.

Manchmal kann es ebenfalls helfen, sich Hilfe von außen zu holen. Eine neutrale Person wie ein Therapeut oder ein Mediator kann helfen, Konflikte zu lösen und die Kommunikation zwischen den Parteien zu verbessern.

Letztendlich geht es darum, die Beziehung zu den Menschen um uns herum wertzuschätzen und zu pflegen. Indem wir uns Zeit nehmen, um zu kommunizieren, Grenzen zu setzen und uns auf die Perspektive des anderen einzulassen, können wir eine harmonische Beziehung aufbauen und aufrechterhalten.

Vorwärtskommen

Das Überdenken kann uns oft davon abhalten, unsere Ambitionen zu verfolgen und unsere Ziele zu erreichen. Es kann auch unsere Fähigkeit beeinträchtigen, Heilung und Wachstum zu erfahren. Wenn Sie jedoch lernen, Ihr Überdenken zu überwinden, könne Sie Ihren Fortschritt beschleunigen und positive Veränderungen in Ihrem Leben bewirken.

Ein erster Schritt zur Verwirklichung Ihrer Ambitionen und Heilung ist, sich auf Ihre Stärken und Ressourcen zu konzentrieren. Eine Möglichkeit, dies zu tun, ist, eine Liste Ihrer Stärken und Fähigkeiten zu erstellen. Erinnern Sie sich an Momente, in denen Sie erfolgreich waren oder sich stark und selbstsicher gefühlt haben. Notieren Sie auch, welche Ressourcen Ihnen zur Verfügung stehen, wie zum Beispiel Freunde, Familie, Talente oder Fähigkeiten.

Ein weiterer Schritt, um voranzukommen, ist, Ihr Verhalten zu ändern. Identifizieren Sie die Gewohnheiten oder Denkmuster, die Sie zurückhalten, und finden Sie Wege, um sie zu ändern. Stellen Sie sich vor, wie Ihr Leben aussehen würde, wenn Sie diese Gewohnheiten oder Denkmuster durch positive Dinge ersetzen würden. Identifizieren Sie auch die Schritte, die Sie unternehmen müssen, um diese Veränderungen umzusetzen.

Letztendlich ist es wichtig, Geduld und Mitgefühl mit Ihnen selbst zu haben. Veränderungen brauchen Zeit und es wird Rückschläge geben. Aber indem Sie sich auf Ihre Stärken konzentrieren, realistische Ziele setzen, Ihr Verhalten ändern und Unterstützung annehmen, sind Sie auf dem besten Weg, um Ihre Ambitionen zu verwirklichen und Heilung und Wachstum zu erfahren.

Das eigene Glück neu definieren

Ganz gleich, wer Sie sind oder woher Sie kommen, jeder Mensch strebt nach Glück. Aber was bedeutet Glück eigentlich? Wenn wir uns diese Frage stellen, kann es sein, dass wir uns von den eitlen Wünschen und oberflächlichen Versprechungen der heutigen Welt blenden lassen. Wir sind ständig von Bildern und Nachrichten umgeben, die uns suggerieren, dass das Glück in schnellen und einfachen Lösungen zu finden ist. Dabei verlieren wir jedoch oft aus den Augen, was das wirkliche Glück ausmacht und wie wir es erreichen können.

Um das Glück in Ihrem Leben zu finden, müssen Sie lernen, sich von den oberflächlichen Versprechungen zu lösen. Das bedeutet, dass Sie Ihre eigenen Vorstellungen von Glück definieren müssen.

Was bedeutet Glück für Sie?

Welche Dinge sind Ihnen im Leben wirklich wichtig?

Was macht Sie wirklich glücklich?

Diese Fragen zu beantworten, erfordert Selbstreflexion und Ehrlichkeit zu sich selbst.

Sobald Sie Ihre eigenen Vorstellungen von Glück gefunden haben, ist es wichtig, zu akzeptieren, dass es keine schnellen und einfachen Lösungen gibt, um es zu erreichen. Glück erfordert Arbeit, Durchhaltevermögen und Entschlossenheit. Es erfordert, dass Sie Ihre Stärken und Schwächen erkennen und hart daran arbeiten, Ihre Ambitionen und Ziele zu erreichen. Es erfordert auch, dass Sie bereit sind, Hilfe anzunehmen, wenn Sie sie benötigen, und sich auf die Heilung Ihrer Wunden konzentrieren.

Um Ihr eigenes Glück zu finden, müssen Sie sich ebenfalls von der Vorstellung lösen, dass es im Besitz von materiellen Dingen liegt. Das Glück liegt in den Beziehungen, die Sie zu anderen Menschen aufbauen, in den positiven Emotionen, die Sie empfinden, und in den Erfahrungen, die Sie machen. Um das Glück zu finden, müssen Sie sich auf diese Dinge konzentrieren und nicht auf die Dinge, die Sie besitzen oder erreichen.

Kurz gesagt, um Ihr eigenes Glück zu definieren und zu finden, müssen Sie sich von den eitlen Wünschen und oberflächlichen Versprechungen lösen. Sie müssen sich auf das konzentrieren, was im Leben wirklich wichtig ist und hart daran arbeiten, Ihre Ambitionen und Ziele zu erreichen. Wenn Sie all dies berücksichtigen, werden Sie in der Lage sein, das Glück in Ihrem Leben zu finden und es zu genießen.

5 – Negative Gedanken in positive Gedanken umwandeln

Das menschliche Gehirn ist ein wunderbares, aber auch komplexes Organ. Es ist in der Lage, uns zu helfen, unsere Ziele zu erreichen, aber es kann auch unser schlimmster Feind sein, indem es uns mit negativen Gedanken und Selbstzweifeln überflutet. Wenn wir uns mit Überdenken beschäftigen, können negative Gedanken und Selbstgespräche besonders schwerwiegend sein. Sie können uns daran hindern, Entscheidungen zu treffen, uns das Gefühl geben, unwürdig oder unvollständig zu sein, und uns in einem endlosen Zyklus der Selbstkritik gefangen halten.

Die gute Nachricht ist, dass wir lernen können, unsere negativen Gedanken in positive umzuwandeln und uns selbst mit mehr Freundlichkeit und Verständnis zu behandeln. In diesem Kapitel werden wir Methoden und Techniken kennenlernen, um negative Gedanken zu erkennen, sie zu hinterfragen und schließlich in positive Gedanken umzuwandeln. Wir werden auch untersuchen, wie wir uns von der Suche nach schnellen und einfachen Lösungen lösen und unser eigenes Glück auf einer tieferen, erfüllenderen Ebene definieren können. Mit diesen Werkzeugen und einem positiven, aufbauenden Ansatz können wir unser Leben in eine positive Richtung lenken und uns von den Fesseln der negativen Gedanken befreien.

Gedanken und Szenarien sind keine Tatsachen

Gedanken und Szenarien haben eine enorme Macht über unser Leben. Sie beeinflussen unsere Emotionen, unsere Wahrnehmung und unsere Entscheidungen. Oft neigen wir dazu, Gedanken als Tatsachen zu betrachten, obwohl sie das nicht sind. Tatsachen sind objektive Ereignisse, die unabhängig von unseren Gedanken oder Meinungen existieren. Gedanken hingegen sind subjektive Bewertungen und Interpretationen dieser Ereignisse.

Es ist wichtig, zu erkennen, dass unsere Gedanken und Szenarien nur unsere Wahrnehmungen sind und nicht immer der Realität entsprechen. Zum Beispiel kann eine Person bei einem Vorstellungsgespräch denken: "Ich bin nicht gut genug für diesen Job". Diese Aussage ist jedoch nur eine Meinung und keine Tatsache. Die Person kann die Anforderungen des Jobs erfüllen, aber aufgrund ihrer negativen Gedanken und Überzeugungen sabotiert sie sich selbst.

Indem wir lernen, zwischen Tatsachen und Gedanken zu unterscheiden, können wir negative Gedanken in positive Gedanken umwandeln und eine realistischere Sichtweise auf unser Leben und unsere Umstände entwickeln. Wir können uns von unseren selbstlimitierenden Überzeugungen befreien und uns auf unsere Stärken und unser Potenzial konzentrieren.

Wie können wir also unsere Gedanken und Szenarien auf ihre Richtigkeit überprüfen?
Welche Methoden stehen uns dafür zur Verfügung?
Wie können wir unsere negativen Gedankenmuster erkennen und uns davon lösen?
Wie können wir eine optimistischere und konstruktivere Einstellung zu uns selbst und unserem Leben entwickeln?

In diesem Zusammenhang werden wir verschiedene Ansätze und Techniken diskutieren, die uns dabei helfen können, negative Gedanken in positive umzuwandeln und unser Denken in eine konstruktive Richtung zu lenken.

Übertriebene und missbräuchliche Gedanken können uns in schwierige Situationen bringen und uns das Leben erschweren. Es kann schwierig sein, diese Gedankenmuster zu erkennen, aber das Erkennen ist wichtig, um mit ihnen umgehen zu können. Hier sind einige Anzeichen dafür, dass Ihre Gedanken übertrieben oder missbräuchlich sein könnten:

- Extreme Worte: Übertriebene Gedanken sind oft durch extreme Worte wie "immer", "nie", "alle" oder "keiner" gekennzeichnet. Wenn Sie zum Beispiel denken: "Ich versage immer in allem, was ich tue", könnte dies ein Anzeichen für übertriebene Gedanken sein.

- Automatische Gedanken: Missbräuchliche Gedanken können automatisch auftreten, ohne dass Sie es merken. Diese Gedanken können Sie entmutigen oder Ihnen das Gefühl geben, dass Sie wertlos sind. Wenn Sie zum Beispiel denken: "Ich bin so dumm", könnte dies ein Anzeichen für missbräuchliche Gedanken sein.

- Negative Interpretationen: Übertriebene Gedanken können auch dazu führen, dass Sie negative Interpretationen von Situationen haben. Wenn Sie zum Beispiel denken: "Mein Freund hat mich nicht zurückgerufen, weil er mich nicht mag", könnte dies ein Anzeichen für übertriebene Gedanken sein.

- Gedankenkreisen: Wenn Sie immer wieder dieselben Gedanken haben und sich nicht von ihnen lösen können, könnte dies ein Anzeichen für übertriebene Gedanken sein.

Wenn Sie diese Anzeichen bei Ihnen bemerken, ist es möglicherweise hilfreich, sich selbst zu fragen, ob Ihre Gedanken auf Tatsachen oder Vermutungen basieren. Wenn Sie Schwierigkeiten haben, Ihre Gedankenmuster zu durchbrechen, könnte es auch hilfreich sein, professionelle Hilfe in Anspruch zu nehmen, um Ihnen dabei zu helfen, mit Ihren Gedanken umzugehen.

Tatsachen und Gedanken sind zwei unterschiedliche Konzepte, die oft miteinander verwechselt werden. Tatsachen sind objektive Informationen, die auf Beweisen oder Erfahrungen basieren und von anderen Menschen bestätigt werden können. Sie sind unveränderlich und bleiben konstant, egal wie wir darüber denken oder fühlen.

Auf der anderen Seite sind Gedanken subjektive Interpretationen und Bewertungen, die wir aufgrund unserer eigenen Wahrnehmung und Erfahrungen bilden. Gedanken sind nicht unbedingt objektiv oder wahr, sondern können von unseren eigenen Überzeugungen, Emotionen und Erfahrungen beeinflusst werden. Gedanken können daher stark variieren, je nachdem, wer sie denkt und unter welchen Umständen sie entstehen.

Ein weiterer Unterschied zwischen Tatsachen und Gedanken besteht darin, dass Gedanken oft von Emotionen begleitet werden, während Tatsachen neutral sind. Zum Beispiel kann eine Tatsache wie "Es regnet draußen" keine Emotionen auslösen, während Gedanken wie "Ich hasse Regen, er ruiniert meinen Tag" sehr emotionale Reaktionen hervorrufen können.

Es ist wichtig, zwischen Tatsachen und Gedanken zu unterscheiden, um unsere Gedankenmuster zu überprüfen und unsere negativen Gedanken zu identifizieren. Wenn wir lernen, unsere Gedanken auf ihre Richtigkeit und ihre Basis in der Realität zu überprüfen, können wir uns von unseren negativen Gedankenmustern lösen und eine positivere Einstellung zu uns selbst und unserem Leben entwickeln. Indem wir uns auf Fakten konzentrieren und unsere Gedankenmuster korrigieren, können wir unser Denken und Handeln beeinflussen und uns auf ein glücklicheres und erfolgreicheres Leben ausrichten.

Automatische negative Gedanken und ihr Teufelskreis

Automatische negative Gedanken sind Gedanken, die ohne bewusste Kontrolle in unserem Geist auftauchen und oft auf negativen Annahmen oder Überzeugungen beruhen. Diese Gedanken können uns in einen Teufelskreis aus Selbstzweifel, Unsicherheit und Angst führen.

Es ist wichtig, die Muster unserer automatischen und negativen Gedanken zu erkennen, um zu verstehen, wie sie unser Denken und Verhalten beeinflussen. Zum Beispiel können wir uns selbst sagen, dass wir nicht gut genug sind, dass wir scheitern werden oder dass andere uns ablehnen werden. Solche Gedanken führen oft zu negativen Gefühlen und Handlungen, die uns daran hindern, unsere Ziele zu erreichen oder uns glücklich zu fühlen.

Der Teufelskreis der automatischen negativen Gedanken kann sehr mächtig sein und uns in eine Abwärtsspirale führen. Wenn wir uns ständig selbst sagen, dass wir nicht gut genug sind, kann es sein, dass wir unsere Handlungen sabotieren, indem wir uns selbst davon abhalten, neue Dinge auszuprobieren oder Risiken einzugehen. Wir könnten auch unsere Beziehungen beeinträchtigen, indem wir uns selbst isolieren oder uns unnötig mit anderen vergleichen.
Es ist jedoch möglich, aus diesem Teufelskreis auszubrechen, indem man lernt, seine automatischen negativen Gedanken zu erkennen und sie zu hinterfragen. Wir können beginnen, unsere Gedanken auf ihre Richtigkeit und Realität zu überprüfen und alternative, positivere Gedanken zu entwickeln. Eine Möglichkeit, dies zu tun, ist die Verwendung von Affirmationen, die uns dabei helfen können, unser Selbstvertrauen und unsere positive Einstellung zu uns selbst und unserem Leben zu stärken.

Es ist auch hilfreich, sich selbst zu erlauben, Fehler zu machen und aus ihnen zu lernen, anstatt sich von ihnen entmutigen zu lassen. Indem wir uns selbst mitfühlend behandeln und uns erlauben, menschlich zu sein, können wir unseren Teufelskreis aus automatischen negativen Gedanken durchbrechen und uns auf den Weg zu einem positiveren und erfüllteren Leben machen.

Automatische negative Gedanken erkennen

Es kann schwierig sein, automatische negative Gedanken zu erkennen, da sie oft so tief verwurzelt sind, dass sie uns gar nicht bewusst sind. Ein erster Schritt besteht darin, auf unsere Emotionen und körperlichen Empfindungen zu achten. Wenn wir uns beispielsweise traurig, wütend oder gestresst fühlen, können wir uns fragen, welche Gedanken uns in diesen Zustand versetzt haben könnten. Wir können auch darauf achten, wie wir uns selbst in bestimmten Situationen bewerten und beurteilen. Wenn wir uns selbst immer wieder negativ bewerten oder herabsetzen, ist das ein Hinweis darauf, dass wir automatische negative Gedanken haben könnten.

Eine andere Möglichkeit besteht darin, Tagebuch zu führen und unsere Gedanken und Emotionen aufzuschreiben. Wenn wir uns bewusst machen, welche Gedanken wir haben und wie wir uns fühlen, können wir Muster und Themen erkennen, die uns belasten.

Eine weitere Technik besteht darin, unsere Gedanken zu hinterfragen und zu überprüfen, ob sie der Realität entsprechen. Wenn wir beispielsweise denken "Ich bin ein Versager", können wir uns fragen, ob das wirklich stimmt und nach Beweisen suchen, die dieser Aussage widersprechen. Indem wir unsere automatischen negativen Gedanken aufdecken und hinterfragen, können wir uns bewusster machen und lernen, sie zu verändern.

Die Auswirkungen von negativen Gedanken

Negative Gedanken können zu Stress, Pessimismus und Negativität führen, da unser Gehirn aufgrund von negativen Gedankenmustern in eine Art Teufelskreis geraten kann. Wenn wir uns auf negative Gedanken konzentrieren, aktivieren wir unsere Amygdala, einen Teil des Gehirns, der für die Verarbeitung von Emotionen zuständig ist. Dies führt dazu, dass unser Körper Stresshormone wie Cortisol und Adrenalin freisetzt, um uns auf die "Gefahr" vorzubereiten. Stress, der durch negative Gedanken verursacht wird, kann langfristige Auswirkungen auf die körperliche Gesundheit haben. Wenn Sie gestresst sind, gibt Ihr Körper eine Reihe von Hormonen frei, darunter auch Cortisol. In kleinen Mengen ist Cortisol wichtig für die Regulierung von Stoffwechselprozessen und zur Bewältigung von Stresssituationen, aber wenn Cortisol in größeren Mengen und über einen längeren Zeitraum produziert wird, kann es schädlich für Ihre Gesundheit sein.

Ein hoher Cortisolspiegel kann zu einer Vielzahl von körperlichen Symptomen führen, einschließlich einer schwächeren Immunabwehr, einer schlechteren Wundheilung, einer erhöhten Entzündung im Körper, einer erhöhten Herzfrequenz und Blutdruck sowie einer Verschlechterung der Stimmung und des Schlafes. Längerfristig kann es zu ernsteren Gesundheitsproblemen führen, wie beispielsweise Depressionen, Angstzustände, Diabetes, Herzerkrankungen und Fettleibigkeit.

Deshalb ist es wichtig, negative Gedankenmuster und den damit verbundenen Stress zu erkennen und aktiv gegen sie anzugehen, um Ihre körperliche Gesundheit zu schützen. Indem Sie lernen, Ihre Gedanken und Sorgen zu kontrollieren, können Sie Ihr Stressniveau senken und sich auf einen positiveren und gesünderen Lebensstil konzentrieren.

Je mehr wir uns auf negative Gedanken konzentrieren, desto stärker wird der Teufelskreis ausgelöst, da unser Gehirn lernt, diese Gedanken automatisch zu aktivieren. Dadurch wird unsere Wahrnehmung der Welt und unseres eigenen Lebens immer pessimistischer, was zu weiterem Stress und einer Abwärtsspirale führen kann.

Negative Gedanken können auch unsere Selbstwahrnehmung beeinflussen und uns dazu bringen, uns selbst und unsere Fähigkeiten zu unterschätzen. Wir können uns auf unsere Schwächen und Fehler konzentrieren und uns selbst sagen, dass wir nicht gut genug sind oder dass wir nie erfolgreich sein werden. Dies kann zu einer Spirale der Negativität führen und unsere Motivation und unser Selbstvertrauen beeinträchtigen.

Es ist wichtig, zu beachten, dass negative Gedanken nicht unbedingt die Realität widerspiegeln. Sie sind lediglich eine Interpretation der Realität, die von unseren Erfahrungen, Überzeugungen und Emotionen beeinflusst wird. Indem wir uns bewusst machen, wie negative Gedanken zu Stress, Pessimismus und Negativität führen können, können wir uns selbst helfen, diese Gedankenmuster zu durchbrechen und eine positivere und optimistischere Einstellung zu uns selbst und unserem Leben zu entwickeln.

Konzentrieren Sie sich auf das, was Sie kontrollieren können

In unserem Leben begegnen wir oft Situationen, die uns herausfordern und uns aus der Bahn werfen können. Es kann schwierig sein, mit unerwarteten Ereignissen umzugehen oder mit anderen Menschen zu interagieren, die möglicherweise anders denken oder handeln als wir. In solchen Momenten ist es wichtig, sich darauf zu konzentrieren, was man aktiv kontrollieren kann.

Es gibt viele Dinge, die außerhalb unserer Kontrolle liegen - das Wetter, die Handlungen anderer Menschen, Verkehrsstaus und viele weitere Dinge. Allerdings haben wir immer noch die Kontrolle darüber, wie wir auf diese Ereignisse reagieren. Wir können uns entscheiden, wie wir unsere Gedanken und Emotionen kontrollieren und wie wir unsere Handlungen darauf ausrichten.

Indem wir uns auf das konzentrieren, was wir kontrollieren können, können wir uns von unnötigem Stress und Ärger befreien. Wenn wir uns darauf konzentrieren, was außerhalb unserer Kontrolle liegt, können wir uns in einer ständigen Spirale der Frustration und Negativität gefangen fühlen. Dies kann dazu führen, dass wir uns hilflos und ausgeliefert fühlen, was zu einem weiteren Anstieg von Stress und Unzufriedenheit führen kann.

Indem wir uns stattdessen darauf konzentrieren, was wir kontrollieren können, können wir unsere Energie und Aufmerksamkeit auf die Dinge richten, die wirklich wichtig sind. Wir können uns darauf konzentrieren, unsere Ziele zu erreichen und positive Veränderungen in unserem Leben vorzunehmen, anstatt uns über Dinge aufzuregen, die außerhalb unserer Kontrolle liegen.

Es ist auch wichtig, zu erkennen, dass wir nicht nur unsere eigenen Reaktionen kontrollieren können, sondern auch unsere Perspektive auf eine Situation ändern können. Indem wir versuchen, Situationen aus einer anderen Perspektive zu betrachten, können wir Dinge in einem anderen Licht sehen und vielleicht neue Lösungen und Möglichkeiten entdecken.

Methoden, um eine andere Perspektive zu erlangen, sind unter anderem die Selbstreflexion, Achtsamkeitsübungen und Empathie-Übungen.

Selbstreflexion

Die Selbstreflexion ist ein wichtiger Aspekt des Überdenkens, da sie es uns ermöglicht, unsere Gedanken, Gefühle und Verhaltensmuster genauer zu betrachten und zu verstehen. Es geht dabei um eine ehrliche, tiefgründige und selbstkritische Analyse des eigenen Denkens und Handelns. Durch Selbstreflexion können wir unsere Gedankenmuster erkennen, die uns möglicherweise daran hindern, erfolgreich zu sein oder unsere Ziele zu erreichen.

Um Selbstreflexion durchzuführen, gibt es verschiedene Methoden, die helfen können, wie zum Beispiel Tagebuchschreiben, Meditation, Gespräche mit einem Therapeuten oder Coach, oder auch einfach nur eine ruhige Zeit für sich allein. Es geht darum, sich Zeit zu nehmen, um über sich selbst nachzudenken, Fragen zu stellen und Antworten zu finden.

Ein wichtiger Aspekt der Selbstreflexion ist, dass wir uns selbst gegenüber ehrlich sein müssen. Wir müssen unsere Schwächen und Fehler anerkennen, aber auch unsere Stärken und Erfolge feiern. Es ist wichtig, dass wir uns nicht selbst verurteilen, sondern uns stattdessen darauf konzentrieren, wie wir uns verbessern und wachsen können.

Die Selbstreflexion kann uns auch helfen, unsere eigenen Werte und Prioritäten zu identifizieren und zu klären, was uns im Leben wirklich wichtig ist. Wenn wir unsere eigenen Werte kennen, können wir Entscheidungen treffen, die besser zu uns passen und uns ein erfüllteres Leben ermöglichen.

Insgesamt kann die Selbstreflexion ein kraftvolles Werkzeug sein, um unser Denken und Handeln zu verbessern, unsere Ziele zu erreichen und ein erfüllteres Leben zu führen. Es erfordert Zeit, Geduld und Engagement, aber die Ergebnisse können uns helfen, uns selbst besser zu verstehen und zu wachsen.

Achtsamkeit

Achtsamkeit kann ebenfalls eine effektive Methode sein, um negative Gedanken in positive Gedanken umzuwandeln und eine neue Perspektive zu erkennen. Wenn wir achtsam sind, lernen wir, unsere Gedanken und Gefühle zu beobachten, ohne sie zu bewerten oder zu urteilen. Wir lernen, uns bewusst zu werden, was in unserem Geist und in unserem Körper vorgeht.

Um Achtsamkeit als Werkzeug zu nutzen, müssen wir uns zunächst auf den gegenwärtigen Moment konzentrieren. Wenn negative Gedanken uns belasten, können wir uns auf unsere Atmung konzentrieren, um in den Moment zurückzukehren. Indem wir unsere Atmung beobachten, können wir uns vom Gedankenstrom ablenken und unsere Aufmerksamkeit auf etwas Positives richten.

Ein weiterer Weg, Achtsamkeit als Werkzeug zur Überwindung von negativen Gedanken zu nutzen, ist das Erkennen und Akzeptieren von Gedanken und Gefühlen. Wenn wir negative Gedanken haben, neigen wir dazu, sie zu unterdrücken oder zu ignorieren. Aber das macht das Problem oft nur schlimmer. Stattdessen sollten wir versuchen, unsere Gedanken und Gefühle anzunehmen und zu verstehen, warum wir uns so fühlen. Wenn wir uns erlauben, diese Gedanken und Gefühle zu haben, ohne uns selbst dafür zu verurteilen, können wir sie leichter loslassen.

Letztendlich können wir Achtsamkeit nutzen, um unsere Perspektive zu ändern. Wenn wir uns auf den gegenwärtigen Moment konzentrieren und unsere Gedanken und Gefühle akzeptieren, können wir beginnen, unsere Sichtweise zu verändern. Wir können unsere Situation aus einer anderen Perspektive betrachten und die positiven Aspekte sehen, die wir zuvor übersehen haben. Dies kann uns helfen, unsere negativen Gedanken in positive Gedanken umzuwandeln und uns auf eine konstruktive und positive Art und Weise auf die Zukunft zu konzentrieren.

Eine einfache Achtsamkeitsübung zur Umwandlung von negativen in positive Gedanken sieht so aus:

1. Setzen oder legen Sie sich an einen ruhigen Ort, an dem Sie für einige Minuten ungestört sein können.

2. Schließen Sie Ihre Augen und richten Sie Ihre Aufmerksamkeit auf Ihren Atem. Atmen Sie tief ein und aus und spüren Sie, wie sich Ihre Lungen mit Luft füllen und sich wieder entleeren.

3. Konzentrieren Sie sich darauf, wie Ihr Atem durch Ihren Körper fließt und wie sich Ihre Bauchdecke beim Ein- und Ausatmen hebt und senkt.

4. Nehmen Sie nun Ihre negativen Gedanken wahr, die in Ihrem Geist auftauchen. Beobachten Sie sie wie Wolken, die vorüberziehen. Akzeptieren Sie sie einfach als Teil Ihrer Gedanken, ohne sie zu bewerten oder zu beurteilen.

5. Stellen Sie sich nun vor, dass Sie Ihre negativen Gedanken ausatmen und mit jedem Ausatmen loslassen. Lassen Sie sie einfach gehen und richten Sie Ihre Aufmerksamkeit stattdessen auf das Hier und Jetzt.
6. Versuchen Sie nun, sich etwas Positives vorzustellen, das Sie glücklich macht oder das Sie gerne erreichen möchten. Visualisiere Sie es in Ihrem Geist und stellen Sie sich vor, wie es sich anfühlt, wenn es Wirklichkeit wird.

7. Halten Sie diese positive Vorstellung einige Minuten lang aufrecht und genießen Sie das Gefühl von Optimismus und Freude, die Sie dadurch verspüren.

8. Atmen Sie tief ein und aus und öffnen Sie dann langsam Ihre Augen.

Diese Achtsamkeitsübung kann dazu beitragen, negative Gedanken in positive umzuwandeln, indem sie Ihnen hilft, sich auf das Hier und Jetzt zu konzentrieren und eine optimistischere Einstellung zu entwickeln.

Empathie

Empathie kann helfen, negative Gedanken in positive zu ändern, indem sie uns dazu bringt, uns in die Lage anderer Menschen hineinzuversetzen. Oftmals neigen wir dazu, uns in negativen Gedanken und Emotionen zu verstricken, die durch unsere eigenen Erfahrungen und Erwartungen beeinflusst werden. Indem wir jedoch versuchen, die Perspektive anderer Menschen zu verstehen und uns in ihre Lage zu versetzen, können wir unsere eigene Sichtweise erweitern und neue Möglichkeiten sehen.
Um Empathie als Werkzeug zur Umwandlung negativer Gedanken in positive zu nutzen, ist es wichtig, offen und zugänglich zu sein. Wir sollten bereit sein, zuzuhören und uns auf die Erfahrungen anderer einzulassen, ohne unsere eigenen Ansichten aufzuzwingen. Wenn wir uns bemühen, die Welt aus der Perspektive anderer zu betrachten, können wir neue Einsichten gewinnen und unsere eigene Sichtweise erweitern.

Eine Möglichkeit, Empathie zu praktizieren, ist das bewusste Üben von Perspektivwechseln. Dazu können wir uns bewusst Zeit nehmen, um über die Gedanken und Gefühle anderer Menschen nachzudenken und uns vorzustellen, wie wir uns in ihrer Lage fühlen würden. Wir können auch versuchen, uns bewusst in die Lage anderer zu versetzen, indem wir uns fragen, welche Herausforderungen oder Schwierigkeiten sie möglicherweise haben und wie wir ihnen helfen können.

Indem wir Empathie praktizieren, können wir unsere eigenen Gedankenmuster aufbrechen und neue, positivere Sichtweisen gewinnen. Wir können uns selbst dabei helfen, negative Gedanken in positive Gedanken umzuwandeln und unser

Leben auf eine Weise zu gestalten, die für uns und für andere erfüllender ist.

Insgesamt ist es wichtig, dass wir uns darauf konzentrieren, was wir kontrollieren können, um uns von unnötigem Stress und Negativität zu befreien. Wenn wir uns auf das konzentrieren, was wirklich wichtig ist, können wir unsere Energie und Aufmerksamkeit auf die Dinge richten, die uns voranbringen und uns zu einem erfüllten Leben führen.

Von Gedanken zur Handlung

Es ist normal, dass wir uns manchmal von Problemen überwältigt fühlen und uns in negativen Gedanken verlieren. Es kann jedoch schwierig sein, aus diesem Zustand herauszukommen und aktiv zu werden, um unsere Probleme zu lösen. Wer von den Gedanken wegkommen will und zur Handlung übertreten möchte, kann dabei einige einfache Schritte befolgen.

Schritt 1: Erkennen und akzeptieren Sie Ihre Gefühle

Der erste Schritt, um aus dem Teufelskreis herauszukommen und einen Aktionsplan zu entwickeln, besteht darin, Ihre Gefühle zu erkennen und zu akzeptieren. Dies mag einfach klingen, aber es ist oft schwierig, unsere negativen Gefühle zuzulassen und uns selbst zu erlauben, sie zu fühlen.

Wenn wir uns schlecht fühlen, neigen wir oft dazu, uns selbst dafür zu verurteilen oder uns zu sagen, dass wir uns nicht so fühlen sollten. Dies kann zu einem Teufelskreis führen, der uns tiefer in die negativen Gedanken führt und uns daran hindert, vorwärtszukommen.
Stattdessen ist es wichtig, unsere Gefühle anzuerkennen und zu akzeptieren, dass sie Teil des menschlichen Erlebens sind. Indem wir uns selbst erlauben, unsere Gefühle zu fühlen,

können wir lernen, sie zu verstehen und mit ihnen umzugehen.

Eine Möglichkeit, dies zu tun, ist durch Achtsamkeit. Setzen Sie sich still hin und versuchen Sie, ihren Körper ganz bewusst zu spüren. Stellen Sie fest, wo Sie Spannungen oder Unbehagen spüren. Atmen Sie tief ein und aus und lassen Sie Ihre Gedanken und Gefühle kommen und gehen, ohne sie zu bewerten oder zu verurteilen.

Es kann auch hilfreich sein, ein Tagebuch zu führen und Ihre Gefühle aufzuschreiben. Schreiben Sie auf, was Sie fühlen und warum Sie glauben, dass Sie sich so fühlen. Dies kann Ihnen helfen, Ihre Gefühle besser zu verstehen und mögliche Auslöser zu erkennen.

Denken Sie daran, dass es okay ist, sich schlecht zu fühlen und dass es ein natürlicher Teil des menschlichen Erlebens ist. Indem Sie Ihre Gefühle erkennen und akzeptieren, können Sie den Grundstein für Veränderung legen und einen Weg herausfinden.

Schritt 2: Verändern Sie Ihre Perspektive

Nachdem Sie im ersten Schritt Ihre Gedanken und Gefühle identifiziert haben, die Sie in das Problem getrieben haben, ist es Zeit, Ihre Perspektive zu verändern. Dies ist ein wichtiger Schritt, um aus dem negativen Kreislauf auszusteigen und eine positive Veränderung in Ihrem Leben zu bewirken.

1. Erkennen Sie Ihre Denkmuster: Beginnen Sie damit, bewusst auf Ihre Gedanken zu achten, und notieren Sie sie. Stellen Sie sich Fragen wie:

- Was denke ich?
- Wie fühle ich mich dabei?
- Wie beeinflussen meine Gedanken mein Handeln und meine Entscheidungen?

Dies hilft Ihnen dabei, die Denkmuster zu identifizieren, die Sie in diese Gedanken getrieben haben.

2. Betrachten Sie die Situation aus einer anderen Perspektive: Stellen Sie sich vor, Sie betrachten die Situation aus den Augen einer anderen Person, die nicht direkt beteiligt ist.
   - Wie würde diese Person die Situation sehen?
   - Wie würde sie sich fühlen und handeln?
     Dies kann dabei helfen, Ihre eigenen Denkmuster zu hinterfragen und eine neue Perspektive zu gewinnen.

3. Suchen Sie nach positiven Aspekten: Auch in schwierigen Situationen gibt es oft positive Aspekte. Suchen Sie gezielt nach diesen und betrachten Sie die Situation aus diesem Blickwinkel. Das kann Ihnen dabei helfen, sich auf das Positive zu konzentrieren und die negativen Gedanken zu überwinden.

4. Finden Sie Lösungen: Wenn Sie sich in den Gedankenkreislauf hineingesteigert haben, haben Sie oft das Gefühl, dass es keine Lösung gibt. Aber es gibt immer Lösungen. Überlegen Sie, welche Schritte Sie unternehmen können, um die Situation zu verbessern, und setzen Sie diese Schritte dann auch um.

5. Üben Sie Dankbarkeit: Dankbarkeit zu praktizieren ist eine einfache, aber wirksame Methode, um Ihre Perspektive zu ändern und sich auf das Positive zu konzentrieren. Fokussieren Sie sich auf die Dinge, die Sie haben, anstatt auf die Dinge, die Ihnen fehlen. Notieren Sie täglich Dinge, für die Sie dankbar sind, und reflektieren Sie darüber.

Indem Sie Ihre Perspektive verändern, können Sie negative Gedanken überwinden und Ihr Leben in eine positive Richtung lenken. Es braucht Zeit und Übung, aber mit Geduld und Entschlossenheit können Sie Ihre Denkmuster verändern und eine neue Perspektive gewinnen.

Schritt 3: Entwickeln Sie einen Aktionsplan

Nachdem Sie Ihre Gedanken und Perspektiven auf Ihr Leben verändert haben, ist es an der Zeit, einen Aktionsplan zu entwickeln. Dieser Plan wird Ihnen dabei helfen, sich auf die Zukunft zu konzentrieren, und Schritte zu unternehmen, um Ihre Situation zu verbessern.

1. Identifizieren Sie Ihre Ziele
   Zunächst muss Ihnen klar werden, was Sie erreichen möchten. Setzen Sie sich realistische und erreichbare Ziele, die Sie motivieren und herausfordern, aber nicht überfordern. Schreiben Sie Ihre Ziele auf, damit Sie sie immer vor Augen haben.

2. Bestimmen Sie die nächsten Schritte
   Überlegen Sie, welche Schritte notwendig sind, um Ihre Ziele zu erreichen. Setzen Sie sich kleine und erreichbare Schritte, die Sie in kurzer Zeit erreichen können. Achten Sie darauf, dass Ihre Schritte konkret und messbar sind.

3. Setzen Sie Prioritäten
   Es ist wichtig, dass Sie Ihre Schritte nach Priorität sortieren. Was ist am wichtigsten und dringendsten? Fokussieren Sie sich darauf und arbeiten Sie sich Schritt für Schritt durch Ihre Liste.

4. Aktiv werden
   Es ist jetzt an der Zeit, aktiv zu werden. Fangen Sie an, die Schritte umzusetzen, die Sie sich vorgenommen haben. Überwinden Sie Ihre Ängste und Zweifel und arbeiten Sie hart daran, Ihre Ziele zu erreichen.

5. Verfolgen Sie Ihren Fortschritt
   Halten Sie Ihre Fortschritte fest, um zu sehen, wie weit Sie bereits gekommen sind. Notieren Sie Ihre Erfolge und feiern Sie sie. So bleiben Sie motiviert und gestärkt, um weiterhin hart an Ihren Zielen zu arbeiten.

Durch die Entwicklung eines Aktionsplans werden Sie in der Lage sein, Ihr Leben positiv zu verändern und Ihre Träume zu verwirklichen. Wichtig ist, dass Sie dranbleiben und hart arbeiten, um Ihre Ziele zu erreichen.

Schritt 4: Fangen Sie an, aktiv zu werden

Nachdem Sie einen Aktionsplan erstellt haben, ist es an der Zeit, aktiv zu werden. Es ist wichtig, zu verstehen, dass Handeln der Schlüssel zur Überwindung der negativen Gedanken ist. Wenn Sie sich immer nur auf Ihr Leiden konzentrieren und nichts dagegen unternehmen, werden Sie sich niemals besser fühlen.

Hier sind einige Tipps, wie Sie aktiv werden und Ihren Aktionsplan umsetzen können:

1. Fangen Sie klein an
   Wenn Ihr Aktionsplan viele Schritte umfasst, fangen Sie mit den kleinen Schritten an und arbeiten sich langsam nach oben. Wenn Sie zu viel auf einmal versuchen, kann es schnell überwältigend werden und Sie könnten entmutigt werden. Beginnen Sie mit den Dingen, die am leichtesten umzusetzen sind, und arbeiten Sie sich Schritt für Schritt vor.

2. Setzen Sie Prioritäten
   Machen Sie eine Liste aller Dinge, die Sie tun möchten, und setzen Sie Prioritäten. Was ist am wichtigsten? Was wird Ihnen am meisten helfen? Konzentrieren Sie sich zuerst auf diese Dinge und arbeiten Sie sich dann zu den weniger wichtigen vor.

3. Bleiben Sie motiviert
   Es kann schwierig sein, motiviert zu bleiben, besonders wenn Sie auf Hindernisse stoßen. Aber erinnern Sie sich daran, warum Sie das tun und was Sie erreichen möchten.

Denken Sie daran, dass jede Handlung, die Sie jetzt unternehmen, Sie Ihrem Ziel näherbringen.

4. Belohnen Sie sich selbst
   Wenn Sie einen Schritt in Ihrem Aktionsplan abgeschlossen haben, belohnen Sie sich selbst. Das gibt Ihnen das Gefühl, dass Sie Fortschritte machen, und motiviert Sie, weiterzumachen.

5. Seien Sie flexibel
   Es ist wichtig, flexibel zu bleiben und Ihren Plan, wenn nötig, anzupassen. Es kann unvorhergesehene Umstände geben, die Sie davon abhalten, Ihren Plan genauso umzusetzen, wie Sie es geplant haben. Seien Sie bereit, Anpassungen vorzunehmen und alternative Wege zu finden, um Ihr Ziel zu erreichen.

6. Holen Sie sich Unterstützung
   Holen Sie sich Unterstützung von Freunden, Familie oder einem Therapeuten. Es ist okay, um Hilfe zu bitten, und es kann sehr hilfreich sein, jemanden zu haben, der Sie unterstützt und motiviert.

Indem Sie aktiv werden und Ihren Aktionsplan umsetzen, werden Sie beginnen, sich besser zu fühlen und Ihre negativen Gedanken zu überwinden. Es ist ein Prozess, der Zeit und Arbeit erfordert, aber es lohnt sich, denn Sie werden ein erfüllteres und glücklicheres Leben führen können.

Schritt 5: Suchen Sie sich Hilfe und Unterstützung

Es ist wichtig, sich auch Hilfe und Unterstützung von Freunden, Familie oder Fachleuten zu holen. Teilen Sie Ihre Probleme und Ihre Fortschritte mit ihnen und lassen Sie sich von ihnen ermutigen und unterstützen. Wenn Sie das Gefühl haben, dass Sie alleine nicht weiterkommen, scheuen Sie sich nicht davor, professionelle Hilfe zu suchen.

Es ist wichtig, zu erkennen, wann man in seinen Gedanken versinkt, um einen Plan zu entwickeln, aus diesem Zustand herauszukommen. Konzentrieren Sie sich auf das Positive, entwickeln Sie einen Aktionsplan und setzen Sie ihn in die Tat um. Suchen Sie sich Hilfe und Unterstützung, um sich zu ermutigen und zu motivieren.

6 – Meditation und Entspannung

In der heutigen schnelllebigen Welt sind viele Menschen konstanten Stressfaktoren und Überforderungen ausgesetzt. Dies kann oft zu übermäßigem Grübeln und Überdenken führen, was sich negativ auf die körperliche und geistige Gesundheit auswirken kann. Glücklicherweise gibt es jedoch eine Reihe von Techniken, die dabei helfen können, das Überdenken zu reduzieren und eine ruhigere, ausgeglichenere Denkweise zu entwickeln.

Zu diesen Techniken gehören unter anderem Meditation und Entspannung. Diese können dazu beitragen, das Überdenken zu reduzieren und den Geist zu beruhigen, indem sie uns lehren, uns auf den gegenwärtigen Moment zu konzentrieren und unsere Gedanken zu beruhigen. Durch die regelmäßige Praxis von Meditation und Entspannung können wir lernen, uns von unseren negativen Gedankenmustern zu lösen und unsere Gedanken in eine positive Richtung zu lenken.

In diesem Kapitel werden wir uns mit verschiedenen Techniken der Meditation und der Entspannung beschäftigen, die dabei helfen können, Überdenken zu reduzieren und den Geist zu beruhigen. Wir werden lernen, wie man eine regelmäßige Meditationspraxis aufbaut und wie man Entspannungstechniken wie Yoga oder Atemübungen in den Alltag integriert, um das Überdenken zu reduzieren und das innere Gleichgewicht wieder herzustellen.

Wie kann man sich entspannen?

Entspannung bezeichnet eine Verfassung, in der sich Körper und Geist in einem Zustand der Ruhe und Erholung befinden. Dieser Zustand kann auf verschiedene Weise erreicht werden, zum Beispiel durch Meditation, Yoga, Atemübungen, progressive Muskelentspannung oder andere Formen der körperlichen oder geistigen Entspannung.

Wenn wir uns entspannen, können wir uns von den Anforderungen des Alltags erholen und uns auf unser Wohlbefinden konzentrieren. Eine entspannte und ruhige Umgebung kann dabei helfen, unseren Geist zu beruhigen und uns von negativen Gedanken und Sorgen zu befreien. Sie kann ebenfalls dazu beitragen, dass wir uns auf unseren Körper und unsere Empfindungen konzentrieren und uns mit uns selbst verbinden.

Die Entspannung hat viele Vorteile für die psychische und physische Gesundheit. Durch regelmäßige Entspannungsübungen können wir unseren Körper und Geist stärken, unseren Stress und Ängste reduzieren und unsere Schlafqualität verbessern. Eine regelmäßige Praxis kann ebenfalls dazu beitragen, dass wir uns besser konzentrieren und unseren Fokus verbessern.
In Bezug auf das Überdenken kann Entspannung helfen, unseren Geist zu beruhigen und uns dabei unterstützen, unsere Gedanken und Sorgen loszulassen. Wenn wir uns entspannen, können wir uns von den Anforderungen des Alltags erholen und uns auf unsere eigenen Bedürfnisse konzentrieren. Eine regelmäßige Entspannungspraxis kann uns dabei helfen, uns besser zu fühlen und unsere Gedanken in eine positive Richtung zu lenken.

Entspannung durch Sport

Sport und körperliche Aktivität sind eine hervorragende Möglichkeit, um aktiv zu entspannen und den Geist von belastenden Gedanken und Überlegungen zu befreien. Es gibt zahlreiche Studien, die zeigen, dass regelmäßige körperliche Aktivität dazu beitragen kann, Stress zu reduzieren, das Wohlbefinden zu steigern und Angstzustände zu lindern.

Durch Sport werden Endorphine freigesetzt, die als natürliche Schmerzmittel und Stimmungsaufheller wirken. Dies kann dazu beitragen, dass es einem besser geht und sich weniger gestresst oder ängstlich fühlt. Darüber hinaus kann Sport zur Folge haben, dass man sich körperlich stärker und gesünder wahrnimmt, was wiederum zu einem gesteigerten Selbstwertgefühl führen kann.

Sport kann auf verschiedene Weise zur Entspannung beitragen. Joggen, Schwimmen oder Yoga helfen beispielsweise dabei, den Körper zu entspannen und den Geist zu beruhigen. Dabei kann man sich auf den Rhythmus des eigenen Atems oder Herzschlags konzentrieren und sich auf die körperlichen Empfindungen konzentrieren, um eine tiefe Entspannung zu erreichen.

Darüber hinaus können viele Sportarten in der Natur praktiziert werden, wie zum Beispiel Wandern, Radfahren oder Skifahren, was eine zusätzliche Möglichkeit bietet, sich mit der Natur zu verbinden und den Geist zu beruhigen. In der Natur zu sein, kann dabei helfen, den Geist zu beruhigen, Stress abzubauen und das Gefühl von Entspannung und Wohlbefinden zu fördern.

Eine Sport-Routine aufzubauen und in den Alltag zu integrieren ist für viele Menschen zunächst eine Herausforderung. Hier sind einige Schritte, die dabei helfen können:

- Finden Sie eine Aktivität, die Ihnen Spaß macht
  Es ist wichtig, eine Sportart zu wählen, die Ihnen Freude bereitet und die Sie gerne ausüben. Das kann zum Beispiel Joggen, Schwimmen, Yoga oder eine Mannschaftssportart wie Fußball sein. Wenn Sie Spaß an der Aktivität haben, werden Sie eher motiviert sein, sie regelmäßig auszuüben.

- Legen Sie ein Ziel fest
  Überlegen Sie sich, was Sie mit Ihrer Sport-Routine erreichen möchten. Möchten Sie nur Stress abbauen und entspannen, oder auch abnehmen und Ihre Ausdauer verbessern? Wenn Sie ein Ziel vor Augen haben, werden Sie eher motiviert sein, Ihre Sport-Routine durchzuziehen.

- Schaffen Sie eine Routine
  Versuchen Sie, Ihre Sportaktivität in Ihren Tagesablauf zu integrieren. Wenn Sie zum Beispiel gerne morgens joggen, dann planen Sie dies direkt nach dem Aufstehen ein. Oder Sie reservieren sich bestimmte Tage in der Woche für Ihre Sportaktivität. Wenn es ein fester Bestandteil Ihres Alltags ist, wird es Ihnen leichter fallen, dranzubleiben.

- Verpflichten Sie sich
  Verpflichten Sie sich, Ihre Sport-Routine durchzuziehen. Verabreden Sie sich zum Beispiel mit Freunden oder melden Sie sich für einen Wettkampf oder ein Turnier an. Dadurch schaffen Sie einen äußeren Anreiz, dranzubleiben und nicht aufzugeben.

- Belohnen Sie sich
  Belohnen Sie sich für Ihre Erfolge. Wenn Sie Ihr Ziel erreicht haben oder eine neue Bestzeit aufgestellt haben, dann gönnen Sie sich eine kleine Belohnung. Das kann zum Beispiel ein leckeres Essen oder ein neues Sport-Outfit sein. Dadurch motivieren Sie sich selbst, weiterzumachen und Ihre Sport-Routine beizubehalten.

Insgesamt ist es wichtig, sich realistische Ziele zu setzen und sich nicht zu überfordern. Auch kleine Fortschritte sind Erfolge und sollten entsprechend gewürdigt werden. Wenn Sie dranbleiben und regelmäßig Sport treiben, werden Sie schnell merken, wie gut es Ihnen tut und wie positiv sich dies auf Ihr Wohlbefinden auswirkt.

Körperliche Aktivität ist eine hervorragende Möglichkeit, um aktiv zu entspannen und den Geist von belastenden Gedanken und Überlegungen zu befreien. Egal, ob man Joggen geht, Schwimmen oder Yoga macht, regelmäßige körperliche Aktivität kann dazu beitragen, Stress zu reduzieren und das Wohlbefinden zu steigern.

Hobbys

Hobbys können ebenfalls dabei helfen, aktiv zu entspannen, indem sie den Geist von negativen Gedanken ablenken und gleichzeitig eine positive Stimmung erzeugen. Durch Hobbys erreichen wir oft eine Entspannung, die es uns ermöglicht, uns von alltäglichen Sorgen und Stress zu distanzieren und unsere Gedanken und Emotionen in eine andere Richtung zu lenken.

Einige Hobbys, die zur aktiven Entspannung beitragen können, sind beispielsweise Malen, Zeichnen, Schreiben, Musik machen oder hören, Tanzen oder Gartenarbeit. Diese Aktivitäten erfordern Konzentration und kreative Energie, die uns von negativen Gedanken ablenken können. Hobbys können auch dazu beitragen, uns mit anderen Menschen zu verbinden und uns sozial zu engagieren, was dabei helfen kann, das Selbstwertgefühl zu verbessern und ein Gefühl der Zugehörigkeit zu schaffen.

Um Hobbys in den Alltag zu integrieren, kann man zunächst kleine Zeitslots für die Hobbys einplanen und diese nach und nach erhöhen. Es kann auch hilfreich sein, Hobbys als Teil des täglichen Zeitplans zu betrachten und sie als wichtige Aktivität zu behandeln, die zur Erhaltung von Wohlbefinden und Entspannung beiträgt. Außerdem kann es sich als nützlich erweisen, Hobbys mit anderen Menschen zu teilen und gemeinsam zu genießen, um ein Gefühl der Gemeinschaft und der positiven Energie zu schaffen.

Wie meditiert man?

Meditation ist eine Praxis, die schon seit Jahrtausenden von verschiedenen Kulturen auf der ganzen Welt praktiziert wird. Dabei geht es darum, den Geist zu beruhigen und die Gedanken zu fokussieren, um ein höheres Bewusstsein und Wohlbefinden zu erreichen. In der heutigen Zeit, in der wir von zahlreichen Stressfaktoren und Ablenkungen umgeben sind, kann Meditation eine effektive Methode sein, um unseren Geist zu klären und inneren Frieden zu finden.

Die Meditation kann auf verschiedene Arten durchgeführt werden, wie zum Beispiel durch Atemübungen, Visualisierung oder Mantra-Wiederholung. Die Praxis der Meditation erfordert keine besonderen Fähigkeiten oder besonderen Glauben, sondern ist für jeden zugänglich, der bereit ist, sich auf die Techniken einzulassen.

In diesem Kapitel werden wir uns mit den Vorteilen der Meditation auseinandersetzen und verschiedene Techniken und Praktiken kennenlernen, um sie in unseren Alltag zu integrieren. Wir werden uns auch mit den Herausforderungen beschäftigen, die bei der Einführung von Meditation auftreten können und wie man diese bewältigen kann, um eine erfolgreiche Praxis zu entwickeln.

Die Arten der Meditation

Es gibt verschiedene Arten von Meditation, die auf unterschiedliche Weise praktiziert werden können. Dabei ist es wichtig, zu beachten, dass es bei der Meditation keine "richtige" oder "falsche" Art gibt. Jeder kann die für sich passende Art finden und diese regelmäßig praktizieren, um ihre Vorteile zu genießen.

Achtsamkeitsmeditation

Die Achtsamkeitsmeditation ist eine der bekanntesten und am häufigsten praktizierten Formen der Meditation. Bei ihr geht es darum, im gegenwärtigen Moment präsent und aufmerksam zu sein, ohne zu urteilen oder zu bewerten.

Die Achtsamkeitsmeditation kann in verschiedenen Positionen praktiziert werden, wie zum Beispiel im Sitzen, Liegen oder Gehen. Der Fokus liegt bei dieser Form der Meditation darauf, sich auf den Atem zu konzentrieren und Gedanken, Emotionen oder Körperempfindungen bewusst wahrzunehmen, ohne sich von ihnen ablenken zu lassen oder sich in sie hineinzusteigern.

Eine Schritt-für-Schritt-Anleitung für Anfänger:

1. Suchen Sie einen ruhigen und bequemen Ort, an dem Sie sich entspannen und konzentrieren können.

2. Setzen oder legen Sie sich in eine bequeme Position. Wenn Sie sitzen, achten Sie darauf, dass Ihr Rücken gerade ist und Ihre Hände auf Ihren Knien liegen.

3. Schließen Sie Ihre Augen oder lassen Sie sie halb geöffnet und richten Sie Ihren Blick auf einen Punkt vor Ihnen.

4. Atmen Sie langsam und tief ein und aus. Spüren Sie, wie sich Ihr Körper mit jedem Atemzug entspannt und wie der Atem Ihren Körper durchströmt.

5. Konzentrieren Sie sich auf Ihren Atem. Spüren Sie, wie er durch Ihre Nase ein- und ausströmt und wie sich Ihr Bauch beim Atmen hebt und senkt.

6. Wenn Gedanken, Emotionen oder Körperempfindungen auftauchen, erkennen Sie sie ohne Urteile oder

Bewertungen an und lassen Sie sie dann los. Bringen Sie Ihre Konzentration wieder zurück auf Ihren Atem.

7. Setzen Sie diese Praxis für einige Minuten fort, bis Sie sich entspannt und fokussiert fühlen.

8. Beenden Sie die Sitzung langsam, indem Sie Ihren Atem wieder normalisieren und langsam Ihre Augen öffnen.

Die Achtsamkeitsmeditation kann jeden Tag praktiziert werden und dauert normalerweise zwischen 5 und 30 Minuten. Mit der Zeit kann die Praxis dazu beitragen, den Geist zu beruhigen, Stress abzubauen und ein Gefühl der Klarheit und Ausgeglichenheit zu schaffen.

Transzendentale Meditation

Die Transzendentale Meditation (TM) ist eine Meditationstechnik, die in den 1950er Jahren von Maharishi Mahesh Yogi entwickelt wurde. TM ist eine einfache, aber wirksame Technik, die darauf abzielt, den Geist zu beruhigen und einen tiefen Zustand der Entspannung und Erholung zu erreichen.

Die Technik der TM besteht aus der Verwendung eines Mantras, das ein wiederholendes Wort oder eine Phrase ist, die auf eine sanfte Art und Weise wiederholt wird, um den Geist zu beruhigen und zu fokussieren. Der oder die Praktizierende sitzt dabei bequem mit geschlossenen Augen und wiederholt das Mantra für 15-20 Minuten. Dies sollte man bestenfalls zweimal täglich tun.

Eine Einweisung durch einen zertifizierten Lehrer, der den Praktizierenden durch den Prozess führt und ihm mit einem persönlichen Mantra hilft, kann dabei äußerst hilfreich sein. Das Mantra wird auf der Grundlage des Alters und des Geschlechts des Praktizierenden ausgewählt und ist ein wichtiger Bestandteil der TM-Technik.

Die TM-Technik hat viele Vorteile, darunter Stressreduzierung, verbesserte Konzentration und Kreativität, erhöhte geistige Klarheit und erhöhtes Wohlbefinden. Die Praktizierenden berichten außerdem von einer Verbesserung der körperlichen Gesundheit, einschließlich einer Senkung des Blutdrucks und einer Reduzierung von Angstzuständen und Depressionen.

Hier ist eine Anleitung für Anfänger, um TM zu praktizieren:

- Suchen Sie online nach einem zertifizierten TM-Lehrer in Ihrer Nähe oder besuchen Sie die offizielle TM-Website, um einen Lehrer in Ihrer Region zu finden.
- Nachdem Sie einen Lehrer gefunden haben, vereinbaren Sie einen Termin für eine Einführung in die TM-Technik.
- Während der Einführung wird Ihnen der Lehrer mehr über die TM-Technik erklären und alle Fragen beantworten, die Sie möglicherweise haben.
- Der Lehrer gibt Ihnen Ihr persönliches Mantra und zeigt Ihnen, wie man es richtig verwendet.
- Setzen Sie sich zweimal täglich für 15-20 Minuten hin und wiederholen Sie Ihr persönliches Mantra. Schließen Sie die Augen und atmen Sie ruhig und gleichmäßig.
- Es kann einige Zeit dauern, bis Sie die Vorteile der TM-Technik spüren. Üben Sie regelmäßig und seien Sie geduldig. Je mehr Sie üben, desto leichter wird es werden und desto größer werden die Vorteile sein.

Loving-Kindness-Meditation

Die Loving-Kindness-Meditation, auch als Metta-Meditation bekannt, ist eine Form der Meditation, die darauf abzielt, liebevolle Güte und Mitgefühl zu kultivieren. Sie stammt aus der buddhistischen Tradition, kann aber von Menschen aller Hintergründe praktiziert werden.

Der Zweck der Loving-Kindness-Meditation besteht darin, das Herz zu öffnen und ein tiefes Gefühl des Wohlwollens und der Verbundenheit mit anderen zu kultivieren. Es geht darum, Mitgefühl und Wertschätzung gegenüber sich selbst und anderen zu entwickeln.

Die Meditation wird oft in Sitzhaltung durchgeführt, aber kann auch im Liegen praktiziert werden. Sie beginnt damit, dass man sich selbst liebevolle Wünsche und positive Affirmationen gibt, bevor man diese Wünsche auf andere ausweitet. Ein typisches Beispiel der Metta-Meditation könnte so aussehen:

1. Setzen Sie sich in eine bequeme Sitzposition mit geradem Rücken und geschlossenen Augen.
2. Atmen Sie tief ein und aus, um sich zu entspannen.
3. Beginnen Sie damit, liebevolle Wünsche an sich selbst zu richten, z.B.: "Möge ich glücklich sein, möge ich gesund sein, möge ich Frieden finden."
4. Wiederholen Sie diese Wünsche mehrere Male in Ihrem Geist, während Sie tief ein- und ausatmen.
5. Richten Sie nun Ihre Aufmerksamkeit auf eine Person, die Ihnen nahesteht, z.B. einen Freund oder Familienmitglied. Richten Sie Ihre liebevollen Wünsche an diese Person, z.B.: "Möge [Name] glücklich sein, möge [Name] gesund sein, möge [Name] Frieden finden."
6. Wiederholen Sie diese Wünsche mehrere Male in Ihrem Geist, während Sie tief ein- und ausatmen.
7. Wechseln Sie nun zu einer Person, die Ihnen weniger nahe steht, z.B. ein Bekannter oder Kollege. Richten Sie Ihre Wünsche an diese Person und wiederholen Sie sie mehrere Male in Ihrem Geist, während Sie tief ein- und ausatmen.
8. Fahren Sie fort, Ihre Wünsche auf andere auszuweiten, z.B. auf eine Person, die Sie gerade kennengelernt haben, auf jemanden, den Sie nicht mögen, auf eine Gruppe von Menschen oder sogar auf die gesamte Menschheit.

9. Beenden Sie die Meditation, indem Sie sich selbst noch einmal liebevolle Wünsche und positive Affirmationen geben.

Die Loving-Kindness-Meditation kann dabei helfen, negative Gefühle wie Wut, Ärger und Frustration zu reduzieren und stattdessen ein Gefühl von Mitgefühl und Wohlwollen zu entwickeln. Sie kann auch dazu beitragen, eine positive Einstellung zu sich selbst und anderen zu fördern, Stress abzubauen und das allgemeine Wohlbefinden zu verbessern.

Diese Art der Meditation konzentriert sich darauf, Liebe und Güte für sich selbst und andere zu kultivieren.

Yoga-Meditation

Die Yoga-Meditation ist eine Form der Meditation, die in Kombination mit Yoga-Übungen durchgeführt wird. Ziel dieser Art von Meditation ist es, den Geist zu beruhigen, die Konzentration zu verbessern und das körperliche und geistige Wohlbefinden zu steigern.

Die Grundlagen der Yoga-Meditation sind ähnlich wie bei anderen Formen der Meditation. Es geht darum, den Geist zu beruhigen und sich auf das Hier und Jetzt zu konzentrieren. Es gibt jedoch einige spezifische Techniken, die bei der Yoga-Meditation angewendet werden.

Eine einfache Anleitung für Anfänger zur Yoga-Meditation könnte folgendermaßen aussehen:

1. Finden Sie einen ruhigen, bequemen Ort und nehmen Sie eine bequeme Position ein. Sie können auf einem Stuhl sitzen oder auf einer Yoga-Matte sitzen oder liegen.
2. Schließen Sie die Augen und atmen Sie tief durch die Nase ein und durch den Mund aus. Konzentrieren Sie sich dabei auf das Ein- und Ausatmen.

3. Konzentrieren Sie sich auf Ihre Körperhaltung. Achten Sie darauf, dass Ihr Körper aufrecht ist, Ihre Schultern entspannt sind und Ihre Hände auf Ihren Knien liegen.
4. Fokussieren Sie Ihre Aufmerksamkeit auf ein Objekt oder einen Punkt. Das kann ein Mantra sein, ein Bild oder einfach der eigene Atem.
5. Atmen Sie weiter tief ein und aus und stellen Sie sich vor, wie Sie mit jedem Atemzug mehr Ruhe und Gelassenheit in Ihren Körper und Geist aufnehmen.
6. Wenn Ihre Gedanken abschweifen, bringen Sie Ihre Aufmerksamkeit sanft zurück auf das Objekt oder den Punkt, auf den Sie sich konzentrieren.
7. Halten Sie diese Position und Konzentration für 10 bis 15 Minuten aufrecht.
8. Atmen Sie langsam aus und öffnen Sie dann langsam die Augen.

Es ist wichtig, zu beachten, dass die Yoga-Meditation ein Prozess ist und es einige Zeit und Übung erfordert, um sie zu beherrschen. Je öfter Sie üben, desto leichter wird es Ihnen fallen, sich auf Ihre Atmung und Ihre Konzentration zu fokussieren, und desto mehr Nutzen werden Sie aus der Praxis ziehen.

Body-Scan-Meditation

Die Body-Scan-Meditation ist eine Achtsamkeitsmeditation, bei der der Fokus auf den verschiedenen Körperbereichen liegt, um bewusst zu spüren, wie es einem in diesem Moment körperlich geht. Diese Form der Meditation hilft dabei, Spannungen im Körper zu lösen, Stress abzubauen und eine bessere Verbindung zum Körper herzustellen.

Hier ist eine einfache Anleitung für Anfänger:

1. Finden Sie einen ruhigen Ort, an dem Sie ungestört sind. Legen Sie sich auf eine bequeme Unterlage, wie z.B. eine Yogamatte oder eine Decke.

2. Schließen Sie Ihre Augen und beginnen Sie damit, sich auf Ihren Atem zu konzentrieren. Atmen Sie langsam und tief ein und aus.
3. Lenken Sie nun Ihre Aufmerksamkeit auf Ihren linken Fuß. Stellen Sie sich vor, wie Ihre Atmung in diesen Bereich fließt und ihn mit frischer Energie und Sauerstoff versorgt.
4. Spüren Sie bewusst in Ihren linken Fuß hinein und achten Sie darauf, ob Sie dort Anspannung oder Verspannungen spüren. Wenn ja, versuchen Sie, diese bewusst loszulassen.
5. Fokussieren Sie sich nun auf Ihren rechten Fuß und wiederholen Sie die Schritte 3 und 4.
6. Arbeiten Sie sich nun langsam den Körper hinauf, indem Sie nacheinander jedes Körperteil beachten: die Waden, die Oberschenkel, den Bauch, die Brust, die Arme, den Nacken und den Kopf.
7. Wenn Sie während der Meditation merken, dass Ihr Geist abschweift, versuchen Sie einfach, ihn sanft zurück zu Ihrem Körper und Ihrer Atmung zu lenken.
8. Verbringen Sie zum Schluss noch einige Minuten damit, Ihre Atmung zu beobachten und Ihren Körper insgesamt wahrzunehmen. Bedanken Sie sich bei Ihnen selbst für die Zeit, die Sie sich genommen haben, um sich auf Ihre Gesundheit und Ihr Wohlbefinden zu konzentrieren.

Sie können diese Meditation so lange durchführen, wie Sie möchten. Wenn Sie gerade erst anfangen, empfehlen wir Ihnen, mit fünf Minuten zu beginnen und die Dauer schrittweise zu erhöhen, wenn Sie sich wohler und sicherer fühlen.

Zen-Meditation

Die Zen-Meditation ist eine Praxis, die darauf abzielt, den Geist zu beruhigen und ein tiefes Bewusstsein für das Hier und Jetzt zu schaffen. Im Zen-Buddhismus ist es eine der wichtigsten Methoden, um Erleuchtung zu erreichen.

Die Zen-Meditation, auch Zazen genannt, ist eine stille Meditation, bei der man in einer bestimmten Sitzposition verharrt und sich auf die Atmung konzentriert. Im Gegensatz zu anderen Meditationstechniken geht es bei der Zen-Meditation nicht um die Kontrolle oder Beseitigung von Gedanken, sondern um die bewusste Wahrnehmung von allem, was im gegenwärtigen Moment geschieht.

Die folgende Anleitung gibt eine grundlegende Einführung in die Zen-Meditation für Anfänger:

1. Wählen Sie einen geeigneten Ort: Suchen Sie einen ruhigen Ort, an dem Sie nicht gestört werden. Achten Sie darauf, dass der Raum gut belüftet und sauber ist.
2. Setzen Sie sich in die richtige Haltung: Setzen Sie sich in eine aufrechte Position, indem Sie auf ein Meditationskissen (Zafu) oder einen Stuhl sitzen. Halten Sie Ihren Rücken gerade und entspannt. Legen Sie Ihre Hände in den Schoß, eine Handfläche auf die andere. Die Beine sollten gekreuzt sein und die Fußsohlen flach auf dem Boden liegen. Wenn Sie auf einem Stuhl sitzen, sollten Ihre Füße flach auf dem Boden stehen.
3. Atmen Sie tief ein und aus: Atmen Sie langsam und tief durch die Nase. Konzentrieren Sie sich auf den Atem, der durch Ihre Nase strömt und spüren Sie, wie er Ihren Körper erfrischt.
4. Fokussieren Sie Ihren Geist: Konzentrieren Sie sich auf Ihren Atem und beobachten Sie Ihre Gedanken, ohne ihnen zu folgen. Wenn ein Gedanke auftaucht, lassen Sie ihn einfach vorüberziehen und kehren Sie zu Ihrem Atem zurück.
5. Praktizieren Sie regelmäßig: Um die Vorteile der Zen-Meditation zu spüren, sollten Sie regelmäßig üben. Beginnen Sie mit einer kurzen Sitzung von 5-10 Minuten und steigern Sie die Zeit allmählich auf 20-30 Minuten.

Die Zen-Meditation kann dazu beitragen, den Geist zu beruhigen und Stress abzubauen. Indem man sich auf den gegenwärtigen Moment konzentriert, kann man eine tiefere Wahrnehmung von sich selbst und der Welt um sich herum erreichen.

Verankerung in der Gegenwart

Um Überdenken hinter sich lassen zu können, ist es wichtig, die Vergangenheit loszulassen und sich auf die Gegenwart zu konzentrieren. Es kann schwer sein, alte Wunden und negative Erfahrungen hinter sich zu lassen, aber es ist notwendig, um inneren Frieden und emotionale Freiheit zu erlangen.

Es ist verständlich, dass sich manche Menschen an Ereignisse aus der Vergangenheit klammern, da diese Ereignisse uns geprägt haben und oft mit starken Emotionen verbunden sind. Doch wenn wir ständig in der Vergangenheit verweilen und uns immer wieder dieselben negativen Gedanken durch den Kopf gehen lassen, können wir nicht frei sein, um das Leben zu genießen und neue Erfahrungen zu machen.

Es ist wichtig, zu verstehen, dass wir unsere Vergangenheit nicht ändern können, aber wir können unsere Perspektive auf sie ändern. Wir können uns entscheiden, unsere Vergangenheit als eine Chance zur Entwicklung und zum Wachstum zu sehen, anstatt uns in ihr zu verlieren.

Um die Vergangenheit loszulassen, kann es hilfreich sein, mit einer Vertrauensperson zu sprechen oder sogar professionelle Hilfe in Anspruch zu nehmen. Man kann auch schriftlich über vergangene Ereignisse reflektieren und versuchen, aus ihnen zu lernen und positive Aspekte herauszufiltern.

Letztendlich ist es wichtig, die Vergangenheit als Teil unserer Geschichte zu akzeptieren, aber uns nicht von ihr gefangen nehmen zu lassen. Indem wir uns auf die Gegenwart konzentrieren und uns auf unsere Ziele und Träume konzentrieren, können wir eine neue Zukunft gestalten, frei von den Fesseln der Vergangenheit.

Es ist ebenso verständlich, dass wir uns um die Zukunft sorgen. Schließlich haben wir viele Verantwortungen und Pflichten, die wir erfüllen müssen. Es ist jedoch genauso wichtig, dass wir uns nicht ausschließlich auf die Zukunft konzentrieren und uns dabei selbst vergessen.

Wenn wir uns ständig um die Zukunft sorgen, verpassen wir die Gegenwart und nehmen sie nicht wahr. Wir leben in ständiger Angst vor dem, was passieren könnte, anstatt das Hier und Jetzt zu genießen und zu schätzen. Dies kann zu negativen Gedanken und einem ständigen Gefühl der Unzufriedenheit führen.

Darüber hinaus kann die ständige Sorge um die Zukunft uns dazu verleiten, uns auf Dinge zu konzentrieren, die außerhalb unserer Kontrolle liegen. Wir können nicht vorhersagen, was in der Zukunft passieren wird, und wir können nicht immer alles kontrollieren. Wenn wir uns jedoch darauf konzentrieren, was wir in der Gegenwart tun können, können wir unser Leben auf eine positive Weise beeinflussen.

Es ist wichtig, die Balance zwischen den Sorgen um die Zukunft und der Wertschätzung der Gegenwart zu finden. Indem wir uns auf die Gegenwart konzentrieren und uns daran erinnern, dass wir nur das kontrollieren können, was in diesem Moment passiert, können wir negative Gedanken und Überdenken vermeiden. Wir können auch lernen, achtsam zu sein und das Hier und Jetzt zu schätzen, indem wir uns auf unsere Sinne konzentrieren und uns auf die Gegenwart einlassen.

Insgesamt ist es wichtig, dass wir uns bewusst machen, dass wir unser Leben in der Gegenwart leben und dass es uns guttut, uns auf die Gegenwart zu konzentrieren, um negative Gedanken und Überdenken zu vermeiden. Wir sollten uns nicht ausschließlich auf die Zukunft fokussieren, sondern eher auf das, was wir in diesem Moment tun können, um unser Leben positiv zu beeinflussen.

Ängste und Stress abbauen

Ängste und Stress können unser Leben erschweren und uns davon abhalten, das Leben in vollen Zügen zu genießen. Es ist jedoch wichtig, zu verstehen, dass Ängste und Stress natürliche Reaktionen auf bestimmte Umstände oder Situationen sind und dass es Möglichkeiten gibt, um damit umzugehen und sie zu reduzieren.

Eine Möglichkeit, Ängste und Stress abzubauen, ist, sich Zeit zu nehmen, um sich zu entspannen und zu regenerieren. Dies kann durch eine Vielzahl von Methoden erreicht werden, wie zum Beispiel durch Yoga, Meditation, Atemübungen, progressive Muskelentspannung oder autogenes Training. Indem man sich Zeit nimmt, um sich zu entspannen und zu regenerieren, kann man den Stress abbauen und sich darauf konzentrieren, das Leben in vollen Zügen zu genießen.

Ein weiterer Ansatz, um mit Ängsten und Stress umzugehen, ist, eine positive Denkweise zu kultivieren. Dies kann durch die Praxis von positivem Selbstgespräch, die Visualisierung positiver Ergebnisse und die Vermeidung von negativem Denken erreicht werden. Es kann auch hilfreich sein, sich auf Dinge zu konzentrieren, die man kontrollieren kann, anstatt sich auf Dinge zu konzentrieren, die außerhalb unserer Kontrolle und Reichweite liegen.

Zusätzlich dazu ist es wichtig, Zeit mit Menschen zu verbringen, die uns unterstützen und ermutigen. Wenn wir uns mit positiven und unterstützenden Menschen umgeben, fühlen wir uns besser und es fällt uns leichter, uns von Stress und Ängsten befreien.

Ein weiterer Ansatz zur Reduzierung von Stress und Ängsten ist es, regelmäßig körperlich aktiv zu sein. Bewegung kann dazu beitragen, Stress abzubauen, indem sie Endorphine freisetzt und uns ein allgemeines Gefühl von Wohlbefinden vermittelt.

Insgesamt gibt es viele Möglichkeiten, um Ängste und Stress abzubauen. Es ist jedoch wichtig, zu verstehen, dass jeder Mensch anders ist und dass jeder Mensch seine eigene Methode finden muss, um damit umzugehen. Indem man verschiedene Ansätze ausprobiert und herausfindet, was für einen selbst funktioniert, kann man die Werkzeuge und Fähigkeiten entwickeln, die man benötigt, um Ängste und Stress abzubauen und das Leben in vollen Zügen zu genießen.

7 – Selbstvertrauen

Selbstvertrauen ist eine innere Kraft, die Sie befähigt, an sich selbst zu glauben und Ihre Fähigkeiten, Talente und Stärken anzuerkennen. Es ist ein Fundament, auf dem Sie Ihr Selbstwertgefühl aufbauen und Ihre Ziele und Träume verwirklichen können.

Selbstvertrauen ist das tiefe Vertrauen in die eigene Person, die Überzeugung, dass Sie die Fähigkeiten und Ressourcen haben, um Herausforderungen zu bewältigen und erfolgreich zu sein. Es geht darum, eine positive Einstellung sich selbst gegenüber zu haben, an die eigene Stärke und Kompetenz zu glauben und sich den Aufgaben und Schwierigkeiten des Lebens selbstbewusst zu stellen. Selbstvertrauen ist ein innerer Kompass, der Ihnen Orientierung gibt und Sie ermutigt, Ihre Ziele zu verfolgen und Ihre Träume zu verwirklichen.

Die Auswirkungen von Selbstvertrauen:

Ein starkes Selbstvertrauen hat weitreichende positive Auswirkungen auf Ihr Leben. Es beeinflusst Ihr Denken, Fühlen und Handeln und prägt Ihre Beziehungen, Ihre berufliche Entwicklung und Ihre allgemeine Zufriedenheit im und mit dem Leben. Wenn Sie über ausreichend Selbstvertrauen verfügen, sind Sie eher in der Lage, sich selbst besser zu motivieren und Herausforderungen anzunehmen. Sie fühlen sich sicherer und optimistischer, wenn Sie mit neuen Situationen konfrontiert werden, und sind eher bereit, Risiken einzugehen, um Ihre Ziele zu erreichen. Selbstvertrauen ermöglicht es Ihnen auch, sich von negativen Gedanken und Zweifeln zu befreien, die Sie beim Überdenken gefangen halten.

Selbstvertrauen wirkt sich auch positiv auf Ihre zwischenmenschlichen Beziehungen aus. Wenn Sie sich selbst vertrauen, strahlen Sie Selbstsicherheit aus und ziehen andere Menschen an. Sie sind in der Lage, authentisch und offen zu sein, Ihre Bedürfnisse auszudrücken und gesunde Grenzen zu setzen. Das stärkt Ihre Beziehungen und fördert ein unterstützendes Umfeld, das Ihnen dabei hilft, weiter zu wachsen und sich selbst zu entfalten.

Darüber hinaus trägt Selbstvertrauen zu einer verbesserten beruflichen Entwicklung bei. Indem Sie an Ihre Fähigkeiten glauben und sich neuen Herausforderungen stellen, öffnen sich Türen zu neuen Möglichkeiten und beruflichem Wachstum. Sie sind in der Lage, sich selbstbewusst zu präsentieren, Ihre Leistungen anzuerkennen und nach Chancen zu suchen, um Ihre Fähigkeiten weiterzuentwickeln.

In diesem Kapitel werden wir verschiedene Ansätze und Techniken erkunden, um Ihr Selbstvertrauen zu stärken und aufzubauen. Wir werden lernen, wie Sie negative Glaubenssysteme erkennen und umkehren, positive Affirmationen und Visualisierungen nutzen können, um Ihr Selbstvertrauen zu stärken und sich von selbstsabotierenden Gedankenmustern zu befreien. Sie werden Werkzeuge und Strategien kennenlernen, um Ihr Selbstvertrauen schrittweise aufzubauen und eine solide Basis für ein erfülltes und selbstbestimmtes Leben zu schaffen.

Es ist wichtig, zu verstehen, dass Selbstvertrauen keine angeborene Eigenschaft ist, die man entweder hat oder nicht hat. Es ist eine Fähigkeit, die entwickelt und kultiviert werden kann. Jeder von uns hat das Potenzial, sein Selbstvertrauen zu stärken und weiterzuentwickeln. Es erfordert jedoch Zeit, Übung und eine bewusste Entscheidung, sich selbst anzunehmen und an die eigenen Fähigkeiten zu glauben.

Wir werden uns mit unseren inneren Überzeugungen auseinandersetzen, unsere Stärken und Erfolge erkennen und Schritte unternehmen, um uns von Ängsten und Zweifeln zu befreien. Mit jedem Schritt, den Sie unternehmen, werden Sie

Ihrem Ziel näherkommen, selbstbewusst und mit innerer Stärke durch das Leben zu gehen.

Den eigenen Wert erkennen

Oftmals neigen wir dazu, uns selbst zu unterschätzen oder uns mit anderen zu vergleichen, was zu einem geringen Selbstwertgefühl führen kann. Doch jeder Mensch hat einen Wert und verdient es, sich selbst anzuerkennen und wertzuschätzen.

Um sich des eigenen Wertes bewusst zu werden, ist es wichtig, sich selbst zu akzeptieren und anzunehmen, wie man ist. Das bedeutet, sich nicht mit anderen zu vergleichen oder sich selbst abzuwerten. Jeder Mensch ist einzigartig und hat individuelle Stärken, Talente und Erfahrungen, die ihn wertvoll machen.

Eine Möglichkeit, sich des eigenen Wertes bewusst zu werden, ist die Selbstreflexion. Nehmen Sie sich Zeit, um über Ihre positiven Eigenschaften, Fähigkeiten und Erfolge nachzudenken. Machen Sie eine Liste von Dingen, die Sie gut können oder auf die Sie stolz sind. Es können kleine Alltagserfolge sein oder auch größere Lebensleistungen. Durch das bewusste Erkennen und Anerkennen dieser positiven Aspekte können Sie Ihr Selbstwertgefühl stärken.

Einige Fragen, die Ihnen helfen können, Ihren eigenen Wert zu erkennen, sind:

- Welche Fähigkeiten und Talente besitzen Sie?
- Welche Erfolge haben Sie bisher in Ihrem Leben erreicht?
- Was schätzen Sie an sich selbst?
- Wie haben Sie anderen geholfen oder positive Veränderungen bewirkt?
- Welche Herausforderungen haben Sie erfolgreich bewältigt?

- Was sind Ihre persönlichen Werte und Überzeugungen?

Schreiben Sie die Antworten auf diese Fragen ehrlich und ohne Selbstkritik auf. Lassen Sie Ihre Gedanken frei fließen und erlauben Sie sich, sich selbst anzuerkennen und wertzuschätzen. Betrachten Sie auch scheinbar kleine Erfolge und positive Eigenschaften als Teil Ihres wertvollen Wesens. Lassen Sie sich dabei nicht beschränken und schreiben Sie alles auf, was Ihnen in den Kopf kommt.

Sie können auch Ihre Freunde und Familie bitten, diese Fragen über Sie zu beantworten. Auf diese Weise bekommen Sie eine neue Perspektive und sehen, welche Talente und Werte andere an Ihnen schätzen, die Sie vielleicht nicht in Betracht gezogen haben, weil Sie sie für selbstverständlich angesehen haben.

Eine weitere Methode, um sich des eigenen Wertes bewusst zu werden, ist die Umgebung von positiven und unterstützenden Menschen. Menschen, die Sie wertschätzen und ermutigen, können Ihr Selbstvertrauen stärken und Ihnen dabei helfen, Ihre eigenen Qualitäten zu erkennen. Umgeben Sie sich mit Menschen, die Sie inspirieren und motivieren, an sich selbst zu glauben.

Auch das Praktizieren von Selbstfürsorge und Selbstliebe kann dazu beitragen, sich des eigenen Wertes bewusst zu werden. Nehmen Sie sich Zeit für sich selbst, um Ihre Bedürfnisse zu erkennen und sich um Ihr körperliches, emotionales und geistiges Wohlbefinden zu kümmern. Behandeln Sie sich selbst mit Freundlichkeit und Mitgefühl und erlauben Sie sich, Fehler zu machen und aus ihnen zu lernen.

Indem Sie sich Ihres eigenen Wertes bewusstwerden, können Sie Ihr Selbstvertrauen stärken und ein positives Selbstbild entwickeln. Sie werden erkennen, dass Sie es verdienen, glücklich, erfüllt und erfolgreich zu sein. Seien Sie sich bewusst, dass Ihr Wert nicht von äußeren Umständen oder

der Meinung anderer abhängt, sondern dass er in Ihnen selbst liegt. Vertrauen Sie auf Ihre Fähigkeiten, seien Sie stolz auf Ihre Erfolge und gehen Sie mit Selbstvertrauen durch das Leben.

Persönliche Werte neu zuordnen

Nachdem Sie durch Selbstreflexion Ihre Talente, Fähigkeiten und Werte erkannt haben, ist es nun an der Zeit, diese neu zu bewerten und ihnen eine angemessene Bedeutung zuzuschreiben. Dieser Schritt ist wichtig, um Ihr Selbstvertrauen weiter zu stärken und eine klare Ausrichtung in Ihrem Leben zu finden.

Identifizieren Sie Ihre wichtigsten Werte
Gehen Sie durch Ihre Aufzeichnungen aus der Selbstreflexion und identifizieren Sie die Werte, die Ihnen am wichtigsten erscheinen. Diese Werte können in direkter Verbindung mit Ihren Talenten und Fähigkeiten stehen, deshalb ist es wichtig, dass Sie diese richtig wahrnehmen und auch akzeptieren. Diese Werte repräsentieren Ihre tiefsten Überzeugungen und Orientierungen im Leben. Sie sind wie eine innere Kompassnadel, die Ihnen hilft, Entscheidungen zu treffen und Ihr Verhalten zu lenken.

Dabei nutzen Sie am besten verschiedene Wertekategorien, die auch häufig in der persönlichen Entwicklung und in der Psychologie zum Einsatz kommen. Dadurch erhalten Sie mehr Struktur und können sich besser organisieren. Diese Kategorien sind:

- Authentizität: Das Streben nach Echtheit und Aufrichtigkeit im Denken, Fühlen und Handeln.
- Freiheit: Die Bedeutung von Unabhängigkeit, Selbstbestimmung und Wahlmöglichkeiten.
- Kreativität: Die Wertschätzung von Originalität, Inspiration und künstlerischem Ausdruck.

- Erfolg: Die Bedeutung von Leistung, Zielstrebigkeit und persönlichem Wachstum.
- Mitgefühl: Die Wertschätzung von Empathie, Fürsorge und gegenseitiger Unterstützung.
- Harmonie: Das Streben nach Ausgeglichenheit, Frieden und Zusammenarbeit.

Priorisieren Sie Ihre Werte
Ordnen Sie Ihre identifizierten Werte nach ihrer Priorität. Fragen Sie sich, welche Werte Ihnen am wichtigsten sind und welche Sie in verschiedenen Lebensbereichen priorisieren möchten, wie zum Beispiel in Ihrer Karriere, Ihren Beziehungen oder Ihrem persönlichen Wachstum. Priorisierung hilft Ihnen dabei, Ihre Energie und Ressourcen bewusst auf das zu lenken, was Ihnen wirklich am Herzen liegt.

Bei dieser Übung werden Sie feststellen, dass es auch Wertekollisionen geben kann. Wenn Freiheit und Erfolg für Sie wichtig sind, kann es sein, dass Sie bei einem dieser Werte Abstriche machen müssen, um den anderen zu erreichen. Bei diesen Konflikten tritt öfter ein Dilemma auf, das sich nicht einfach lösen lässt und Sie in Zweifel und Gedankenspiralen versetzt. Wenn Sie sich jedoch im Vorfeld bereits damit auseinandersetzen und Ihnen bewusst ist, welcher Wert in bestimmten Situationen Vorrang hat, werden Sie nicht mehr in den Teufelskreis geraten und können proaktiv das Überdenken verhindern.

Reflektieren Sie über Ihre Talente und Fähigkeiten
Die Anerkennung und Wertschätzung Ihrer Talente und Fähigkeiten spielt eine entscheidende Rolle bei der Stärkung Ihres Selbstvertrauens. Oftmals sind wir uns unserer eigenen Stärken nicht vollständig bewusst oder neigen dazu, sie herunterzuspielen. Daher ist es wichtig, einen bewussten Blick auf Ihre Talente und Fähigkeiten zu werfen und ihre Bedeutung für Ihr Leben zu erkennen.

Überlegen Sie, welche Talente und Fähigkeiten Sie durch die Selbstreflexion erkannt haben. Denken Sie darüber nach, wie Sie diese einsetzen können, um Ihre Werte zu leben und in Einklang mit ihnen zu handeln. Überlegen Sie auch, wie Sie diese Talente und Fähigkeiten weiterentwickeln und nutzen können, um Ihre Ziele zu erreichen und ein erfülltes Leben zu führen.

Identifizieren Sie Aktivitäten, die Ihre Werte unterstützen

Betrachten Sie Ihre täglichen Aktivitäten und überlegen Sie, welche davon im Einklang mit Ihren neu zugeordneten Werten stehen. Fragen Sie sich, welche Aktivitäten Sie erfüllen, Ihnen Freude bereiten und Ihnen ein Gefühl von Bedeutung und Erfüllung geben. Identifizieren Sie auch Aktivitäten, die nicht im Einklang mit Ihren Werten stehen, und überlegen Sie, wie Sie diese reduzieren oder eliminieren können.

Ihre Werte werden erst lebendig, wenn Sie danach handeln. Verpflichten Sie sich dazu, Entscheidungen und Handlungen zu treffen, die im Einklang mit Ihren neu zugeordneten Werten stehen. Dies erfordert manchmal Mut und Entschlossenheit, aber es wird Sie dabei unterstützen, Ihr Selbstvertrauen weiter aufzubauen und ein erfülltes Leben zu führen.

Setzen Sie sich realistische Ziele
Basierend auf Ihren identifizierten Talenten und Fähigkeiten können Sie nun realistische Ziele setzen. Überlegen Sie, in welchen Bereichen Sie sich weiterentwickeln möchten und welchen Zielen Sie nachstreben möchten. Setzen Sie sich sowohl langfristige Ziele als auch kurzfristige Meilensteine, die Ihnen auf dem Weg dorthin helfen. Das Erreichen von Zielen wird Ihr Selbstvertrauen weiter stärken und Ihnen zeigen, dass Sie in der Lage sind, etwas zu erreichen.

Dabei sollten Sie die Herausforderungen als Chance zum Wachsen nutzen. Schwierigkeiten und Herausforderungen sind ein natürlicher Teil des Lebens. Gehen Sie mutig an neue Aufgaben heran und sehen Sie Misserfolge als Lernmöglichkeiten an. Indem Sie sich Herausforderungen stellen und Ihre Fähigkeiten weiterentwickeln, werden Sie sich selbst besser kennenlernen und Ihr Selbstvertrauen stärken, denn rückblickend werden Sie sehen, was Sie alles geschafft haben und können daraus neue Kraft für zukünftige Aufgaben schöpfen.

Bleiben Sie geduldig und liebevoll zu sich selbst
Der Prozess der Neubewertung Ihrer Talente und Fähigkeiten erfordert Zeit und Geduld. Seien Sie liebevoll zu sich selbst und akzeptieren Sie, dass Sie nicht perfekt sein müssen. Vermeiden Sie es, sich mit anderen zu vergleichen und sich selbst abzuwerten, denn jeder hat seine einzigartigen Talente und Stärken – genauso wie Sie auch.

Die Neubewertung Ihrer Werte, Talente und Fähigkeiten ist dabei etwas, das Sie regelmäßig machen sollten. Mit der Zeit können sich Ihre Talente und Fähigkeiten weiterentwickeln und neue Aspekte Ihrer Persönlichkeit zum Vorschein kommen. Durch die regelmäßige Reflexion werden Sie kontinuierlich Ihr Selbstvertrauen stärken und zu einer positiven Selbstwahrnehmung gelangen.
Indem Sie Ihre Talente, Fähigkeiten und Werte neu bewerten, ermöglichen Sie sich einen tiefen Einblick in Ihr eigenes Potenzial und können ein starkes Fundament für Ihr Selbstvertrauen schaffen. Die bewusste Auseinandersetzung mit Ihren Stärken wird Ihnen helfen, Ihre Einzigartigkeit zu erkennen und sich auf Ihre individuellen Ziele und Träume auszurichten. Vertrauen Sie auf Ihre Fähigkeiten und nutzen Sie sie aktiv, um ein erfülltes und selbstbestimmtes Leben zu führen.

Akzeptanz üben

Akzeptanz ist ein wichtiger Schritt auf dem Weg zur Stärkung des Selbstvertrauens und Selbstbewusstseins. Es geht darum, sich selbst vollständig anzunehmen und sowohl seine Stärken als auch seine Schwächen zu akzeptieren. Akzeptanz ermöglicht es Ihnen, sich von selbstkritischen Gedanken und negativen Urteilen zu befreien und sich auf eine positivere und mitfühlendere Haltung sich selbst gegenüber einzulassen.

Die Praxis der Selbstakzeptanz erfordert Zeit, Geduld und kontinuierliche Arbeit an sich selbst. Es ist jedoch eine wertvolle Reise, die Sie dabei unterstützt, Ihr Selbstwertgefühl zu stärken und ein erfülltes und authentisches Leben zu führen. Indem Sie sich selbst bedingungslos annehmen, und Ihre Talente, Fähigkeiten und Schwächen wertschätzen, bauen Sie eine solide Grundlage für Ihr Selbstvertrauen auf.

Sich selbst zu akzeptieren, wie man ist, mit all seinen Stärken und Schwächen, ist eine große Aufgabe. Eine Methode, um dies im Alltag zu praktizieren, ist das Selbstmitgefühl und auch die Selbstliebe weiterzuentwickeln. Es fällt uns leichter, Mitgefühl und Liebe für andere zu empfinden, als für uns selbst. Meist haben wir sehr hohe Erwartungen an uns selbst, dabei sollten wir mit uns selbst viel öfter so reden wie mit unserem besten Freund. Freunden, Familienmitgliedern und auch dem Partner vergeben wir schneller, zeigen Fürsorge und Verständnis. Wenn wir uns selbst jedoch in derselben Situation befinden, denken wir meist in negativen Szenarien oder Worten. Ein Weg, die Akzeptanz, das Mitgefühl und die Liebe zu praktizieren, ist es, mit sich selbst so zu reden, als würde der Partner oder der beste Freund die Situation schildern. Probleme, Schwächen oder Fehler stehen dabei in einem ganz anderen Verhältnis und Sie werden schnell erkennen, dass Sie unrealistische Anforderungen an sich selbst stellen.

Darauf aufbauend sollten Sie sich selbst neue, realistische Erwartungen setzen. Niemand ist perfekt, und es ist wichtig, sich nicht unrealistischen Idealen oder Standards zu unterwerfen. Akzeptieren Sie, dass es normal ist, Schwächen und Fehler zu haben, und erlauben Sie sich, sich kontinuierlich weiterzuentwickeln und zu wachsen.

Dadurch können Sie vor allem Ihre Stärken weiter hervorheben. Diese haben für Ihr Leben eine höhere Bedeutung, denn sie sind es, die Sie einzigartig machen und worauf Ihr Selbstvertrauen basiert. Sie müssen nicht nur Ihre Schwächen akzeptieren, sondern auch Ihre Stärken. Dabei ist die Achtsamkeit im Alltag eine bewährte Methode, damit Sie sich Ihrer Gedanken und Gefühle bewusstwerden. Viele Achtsamkeitsübungen bauen darauf auf, dass man Gedanken und Emotionen wahrnimmt, aber nicht bewertet. Dies erfordert besonders zu Beginn einiges an Übung, doch es ist ein wichtiger Schritt hin zur Akzeptanz.

Ein weiterer Schritt ist, dabei nicht nur Ihre Umwelt und sich selbst wahrzunehmen, sondern auch liebevoll im Umgang mit sich selbst zu sein. Nutzen Sie dafür positive Affirmationen, um ihre Selbstakzeptanz zu stärken. Wiederholen Sie regelmäßig positive und ermutigende Aussagen über sich selbst, wie zum Beispiel "Ich akzeptiere mich so, wie ich bin" oder "Ich bin wertvoll und einzigartig". Indem Sie positive Gedanken über sich selbst wiederholen, können Sie ihr Unterbewusstsein neu programmieren und ein positives Selbstbild aufbauen. Dabei können Sie auch auf ihre Stärken eingehen und sich selbst sagen, was Sie an sich schätzen, was Sie gut können und wie Sie sich selbst wahrnehmen.

Dankbarkeit und Vergebung

Oftmals belasten uns vergangene Fehler oder verletzende Erfahrungen, sei es uns selbst oder anderen gegenüber. Dadurch blockieren wir unser eigenes Glück und Wachstum. Die Praktiken der Selbstvergebung und Dankbarkeit ermöglichen es Ihnen dabei, alte Lasten loszulassen und Ihren

Geist für positive Veränderungen zu öffnen. Wenn Sie jedoch Ihr Selbstvertrauen stärken wollen, ist es nötig, Dankbarkeit und auch Vergebung als kraftvolles Werkzeug zu nutzen, um inneren Frieden, Selbstliebe und ein erfülltes Leben zu finden.

Selbstvergebung ist ein Akt des Mitgefühls und der Selbstliebe. Es geht darum, sich selbst für vergangene Fehler, Entscheidungen oder Verhaltensweisen zu vergeben und sich von Schuldgefühlen und Selbstvorwürfen zu befreien. Diese Vorwürfe und auch Schuldzuweisungen spielen sehr oft eine entscheidende Rolle im Überdenken. Indem Sie sich selbst vergeben, können Sie Ihre Vergangenheit akzeptieren, daraus lernen und sich weiterentwickeln. Sie werden lernen, wie Sie den Prozess der Selbstvergebung in Gang setzen und sich selbst die Erlaubnis geben, weiterzumachen.

Um sich Ihnen selbst zu vergeben, müssen Sie auf verschiedene Aspekte zurückgreifen, über die im Vorfeld bereits gesprochen wurde. Es erfordert Selbstreflexion, Mitgefühl und die Bereitschaft, Veränderungen anzunehmen.

Außerdem müssen Sie Ihre Vergangenheit akzeptieren. Sie können nichts mehr daran ändern und auch Fehler, die Sie gemacht haben, sind ein Teil Ihrer persönlichen Entwicklung. Versuchen Sie, zu verstehen, dass wir alle nur menschlich sind und Fehler machen. Nehmen Sie sich dabei die Zeit, um über vergangene Handlungen nachzudenken, die Gründe dahinter zu verstehen und auch welche Lektion Sie aus diesen Erfahrungen ziehen können.

Dabei sollten Sie Ihre Taten jedoch nicht herunterspielen, sondern Verantwortung dafür übernehmen. Stehen Sie zu Ihren Fehlern und nehmen Sie die Verantwortung für Ihre Handlungen. Dies ist ein wichtiger Schritt, um sich von Schuldgefühlen zu befreien und die Kontrolle über Ihr Leben zurückzugewinnen.

Die Vergebung Ihnen gegenüber hingegen ist eine transformative Handlung, die uns von negativen Emotionen befreit und Raum für Heilung und Wachstum schafft. Auch wenn es schwierig sein kann, ist es wichtig, sich selbst zu vergeben. Durch Vergebung können wir unsere Beziehungen heilen und uns von belastenden emotionalen Bürden befreien.

Vergebung ist ein wichtiger Prozess, der Sie zur Dankbarkeit führen wird. Dankbarkeit ist eine Haltung der Wertschätzung und Anerkennung für die positiven Aspekte unseres Lebens. Es geht darum, sich bewusst auf das Gute zu konzentrieren, und die kleinen Freuden und Glücksmomente im Alltag zu erkennen.

Dankbarkeit im Alltag zu praktizieren ist ein Teil von Achtsamkeitsübungen. Nehmen Sie sich bewusst Zeit, um Kleinigkeiten wahrzunehmen, die Ihnen Freude bereiten. Ob es das Vogelgezwitscher im Wald ist oder der Duft von Blumen auf dem Weg zur Arbeit. Manchmal reicht ein kurzer Moment, indem man präsent für das Jetzt ist, um sich für die Dankbarkeit zu öffnen.

Eine gute Praxis ist dabei, sich in Ihrem Tagebuch regelmäßig Dinge zu notieren, über die Sie an diesem Tag dankbar waren. Das können einfache Dinge sein, wie ein sonniger Tag, eine nette Geste von jemandem oder eine persönliche Errungenschaft. Durch das Aufschreiben und Reflektieren über diese positiven Aspekte in Ihrem Leben schärfen Sie Ihre Dankbarkeit. Diese Momente und Gedankengänge werden sich manifestieren, sodass die Dankbarkeit ein automatischer Prozess wird.

Dabei können Sie auch die Dankbarkeit nach außen praktizieren. Sagen Sie Menschen in Ihrem Leben, dass Sie sie schätzen und dankbar für ihre Unterstützung, Liebe oder ihre Freundschaft sind. Kleine Gesten wie Dankesnotizen oder Wertschätzungsbotschaften können viel bewirken und helfen, starke Beziehungen aufzubauen. Oftmals ist dies auch ansteckend und möglicherweise lassen sich Ihre Freunde und Familie dadurch inspirieren, sodass sie Ihnen ebenfalls mehr Dankbarkeit zeigen. Das kann besonders in den Zeiten wertvoll sein, in denen man Schwierigkeiten hat, sich selbst zu akzeptieren oder seine eigenen Stärken zu sehen. Da viele dieser Schritte aufeinander aufbauen, ist eine Unterstützung im unmittelbaren Umfeld viel Wert, da dieses wie ein Auffangnetz funktioniert.

Dankbarkeit und Vergebung sind zwei mächtige Werkzeuge, die Ihnen dabei helfen können, Ihr Selbstvertrauen zu stärken und Ihr Leben auf positive Weise zu transformieren. Indem Sie sich selbst und anderen gegenüber mitfühlend sind, können Sie Frieden und inneres Gleichgewicht finden. Erkunden Sie die Praktiken der Dankbarkeit und Vergebung in Ihrem Leben und erfahren Sie, wie sie Ihr Selbstvertrauen und Ihre Lebensqualität bereichern können. Es ist nie zu spät, einen neuen Weg einzuschlagen und sich selbst und anderen zu vergeben, um ein erfüllteres und glücklicheres Leben zu führen.

Vom Denken zum Handeln

Ein zentraler Schritt auf dem Weg zur Veränderung und zur Umsetzung neuer Werte und Überzeugungen ist es, von der bloßen Gedankenwelt ins Handeln überzugehen. Eventuell befinden Sie sich in einem Zustand der Lethargie, in dem Sie zwar wissen, was Sie tun sollten, aber dennoch nicht in Aktion treten.

Um in das aktive Handeln zu kommen, gibt es verschiedene Vorgehensweisen. Diese können nacheinander oder auch einzeln zu Erfolgen führen, damit Sie die mentale Blockade lösen können. Ein erster wichtiger Schritt ist es, klare Ziele und Visionen für sich selbst zu entwickeln. Visualisieren Sie, wie Sie sein möchten und welche Werte und Überzeugungen Sie in Ihrem Leben verwirklichen möchten. Nehmen Sie sich bewusst Zeit, um in Ihrer Vorstellung ein Bild von Ihrem zukünftigen Selbst zu erschaffen. Stellen Sie sich vor, wie Sie sich fühlen, welche Aktivitäten Sie ausüben und wie Sie mit anderen interagieren.

Während Sie diese Visualisierung durchführen, achten Sie auf Details. Stellen Sie sich vor, wie Sie aussehen, wie Sie sich bewegen und wie Sie sich in verschiedenen Situationen verhalten. Lassen Sie positive Emotionen wie Freude, Erfüllung und Erfolg zu. Visualisieren Sie auch die Werte und Überzeugungen, die Sie verkörpern, wie zum Beispiel Mitgefühl, Mut, Dankbarkeit oder Selbstliebe.

Nachdem Sie ein lebendiges Bild von Ihrem zukünftigen Selbst geschaffen haben, ist es wichtig, diese Vorstellungen in konkrete Ziele zu übersetzen. Formulieren Sie diese Ziele klar und präzise. Achten Sie darauf, dass sie realistisch, erreichbar und mit Ihren Werten und Überzeugungen in Einklang stehen.

Nehmen Sie sich Zeit, um über Ihre langfristigen Ziele nachzudenken, aber zerlegen Sie sie auch in kurzfristige Ziele und Zwischenschritte. Dies ermöglicht es Ihnen, den Fortschritt auf dem Weg zu Ihrem langfristigen Ziel zu verfolgen und sich motiviert zu halten. Formulieren Sie die Ziele positiv und nutzen Sie konkrete Aussagen. Statt "Ich werde nicht mehr so viel Zeit mit negativen Gedanken verschwenden" könnte Ihr Ziel zum Beispiel lauten: "Ich werde täglich 10 Minuten für positive Affirmationen und Selbstreflexion einplanen".

Schreiben Sie Ihre Ziele auf und platzieren Sie sie an einem Ort, an dem Sie sie regelmäßig sehen können, wie zum Beispiel auf Ihrem Schreibtisch oder an Ihrem Spiegel im Badezimmer. Dies erinnert Sie daran, was Sie erreichen möchten, und schafft eine klare Richtung für Ihr Handeln.

Die Visualisierung und Zielsetzung haben eine stark motivierende Wirkung, da sie Ihnen eine klare Vorstellung von dem geben, was Sie erreichen möchten. Indem Sie sich bewusst machen, wie Sie sein möchten und welche Werte und Überzeugungen Sie verkörpern möchten, schaffen Sie eine klare Richtung und Motivation, um ins Handeln zu kommen. Ihre Ziele dienen als Leitfaden für Ihr Handeln und unterstützen Sie dabei, fokussiert und zielgerichtet zu bleiben.

Große Veränderungen können dabei jedoch oft überwältigend erscheinen. Es ist wichtig, dass Sie Ihre Ziele in kleinere, realistische Schritte aufteilen. Auf diese Weise wird der Prozess des Handelns und des Fortschritts viel greifbarer und erreichbarer.

Um einen konkreten Plan zu entwickeln, beginnen Sie damit, Ihre großen Ziele in mehrere kleinere Zwischenziele zu unterteilen. Überlegen Sie, welche Schritte Sie nehmen müssen, um jedes Zwischenziel zu erreichen. Stellen Sie sicher, dass diese Schritte spezifisch, messbar und erreichbar sind. Am hilfreichsten ist es dabei, diese Ziele auf einem Blatt Papier aufzuschreiben und die einzelnen Ziele auszuschneiden. Sie können die Ziele und Meilensteine auf Ihrem Weg anschließend in einer logischen Reihenfolge anordnen und dazu einen Zeitplan erstellen, der Ihnen dabei hilft, den Überblick über Ihre Vorgehensweise zu behalten. Setzen Sie sich dabei unbedingt realistische Zeitrahmen für jeden Schritt und erlauben Sie sich auch Pausen und Erholungsphasen.

An den Meilensteinen, die zwischen Ihren Zielen stehen, haben Sie die Möglichkeit, Ihren Fortschritt zu überprüfen. Dabei sollten Sie darauf achten, ob der Weg immer noch der Richtige für Sie ist oder sich Ihre Ziele eventuell verändert haben, weil Sie neue Erkenntnisse über sich gewonnen haben. Denken Sie daran, dass Flexibilität wichtig ist. Manchmal erfordern unvorhergesehene Umstände oder neue Erkenntnisse eine Anpassung Ihres Plans. Seien Sie bereit, Anpassungen vorzunehmen, wenn nötig, um Ihr Ziel im Blick zu behalten.

Diese Meilensteine dienen darüber hinaus als Marker auf Ihrem Weg und zeigen Ihnen, dass Sie auf dem richtigen Weg sind. Sie können Sie motivieren und Ihnen ein Gefühl der Erfüllung geben, wenn Sie sie erreichen.

Indem Sie Ihre Ziele in kleinere Schritte aufteilen und einen konkreten Plan entwickeln, wie Sie sich Stück für Stück Ihren Zielen annähern, schaffen Sie Struktur und Klarheit. Dies hilft Ihnen, den Überblick zu behalten, sich motiviert zu halten und den Fortschritt zu verfolgen. Eine schrittweise Vorgehensweise ermöglicht es Ihnen, große Veränderungen in machbare Schritte zu unterteilen und so den Weg zum Erfolg zu ebnen.

Eine weitere Methode, um Ihr eigenes Handeln zu forcieren, ist, eine Verantwortlichkeit aufzubauen. Diese Vorgehensweise kann in zwei Richtungen funktionieren. Wenn Sie ins Handeln kommen möchten, können Sie Freunden und Ihrer Familie von Ihren Plänen erzählen. Das Teilen Ihrer Ziele mit anderen schafft eine gewisse Verantwortlichkeit und Motivation, da Sie sich nun nicht nur sich selbst gegenüber verpflichten, sondern auch anderen gegenüber, die Ihre Fortschritte verfolgen und Sie unterstützen wollen.

Wählen Sie dabei Menschen aus, die Ihnen nahestehen und denen Sie vertrauen. Diese Personen sollten positiv und unterstützend sein, damit sie Sie ermutigen und Ihnen bei Herausforderungen zur Seite stehen können. Es kann auch hilfreich sein, sich mit Menschen zu umgeben, die ähnliche Ziele haben oder bereits den Weg gegangen sind, den Sie einschlagen möchten. Gemeinschaften oder Gruppen, die ähnliche Interessen und Ambitionen teilen, bieten eine wertvolle Quelle der Unterstützung und Inspiration.

Indem Sie Ihre Pläne und Fortschritte mit anderen teilen, schaffen Sie auch die Möglichkeit des regelmäßigen Austauschs und der Reflexion. Dies ermöglicht es Ihnen, Herausforderungen zu besprechen, Erfahrungen auszutauschen und Ratschläge zu erhalten. Sie können von den Erfahrungen und dem Wissen anderer profitieren und dadurch neue Perspektiven gewinnen.

Die Verantwortlichkeit, die Sie anderen gegenüber haben, und die Unterstützung, die Sie von ihnen erhalten, schaffen ein unterstützendes Netzwerk, das Ihnen helfen kann, motiviert zu bleiben und Hindernisse zu überwinden. Es ist wichtig, offen für ihre Unterstützung zu sein und die Ressourcen anzunehmen, die sie Ihnen bieten.

In die andere Richtung funktioniert diese Methode, wenn Sie keinen Druck aufbauen möchten. Sollte die Prüfung für Ihren Führerschein anstehen, kann es besser sein, wenn Sie niemandem davon erzählen. So entsteht keine Erwartungshaltung an Sie, und Sie können ohne Druck ins Handeln kommen und anschließend von Ihrem Erfolg erzählen.

8 - Stressbewältigung

In unserer hektischen und anspruchsvollen Welt ist Stress zu einem allgegenwärtigen Thema geworden. Es betrifft Menschen unterschiedlichen Alters, Berufsgruppen und Lebenssituationen. Stress kann sich auf vielfältige Weise auf Ihr Wohlbefinden und Ihre Lebensqualität auswirken. Deshalb ist es von großer Bedeutung, effektive Strategien zu erlernen, um mit Stress umzugehen und ihn zu bewältigen.

Stress ist eine natürliche Reaktion Ihres Körpers auf Herausforderungen und Belastungen. Es ist eine Art von Druck, den Sie spüren, wenn Sie sich einer Situation ausgesetzt fühlen, die Ihre Fähigkeiten, Ressourcen oder Bewältigungsstrategien übersteigt. Stress kann verschiedene Quellen haben, wie zum Beispiel Überforderung im Job, familiären Verpflichtungen, finanziellen Sorgen oder zwischenmenschlichen Beziehungen.

Stress kann dabei sowohl körperliche als auch mentale Komponenten haben. Körperlicher Stress bezieht sich auf die körperlichen Reaktionen, die Ihr Körper als Antwort auf Stressoren zeigt. Dazu gehören ein erhöhter Herzschlag, beschleunigte Atmung, Muskelverspannungen und eine erhöhte Freisetzung von Stresshormonen wie Cortisol. Diese physiologischen Veränderungen sind Teil der sogenannten "Kampf-oder-Flucht-Reaktion", die Ihren Körper darauf vorbereitet, in einer potenziell bedrohlichen Situation zu handeln.

Mentaler Stress bezieht sich auf die kognitiven und emotionalen Aspekte von Stress. Er umfasst die Gedanken, Sorgen und Ängste, die Sie in stressigen Situationen haben. Mentale Stresssymptome können Unsicherheit, negative Selbstgespräche, Grübeln, Angst oder Reizbarkeit umfassen.

Diese mentalen Belastungen können dazu führen, dass Sie sich überfordert, gestresst oder unruhig fühlen.

Der Ursprung hinter Stress ist es, dass im Körper schlagartig viel Energie für die Flucht oder den Kampf freigesetzt wird. Besonders bei mentalem Stress ist es schwierig, diese Energie abzubauen, weswegen oft diese ungewohnte Unruhe empfunden wird oder auch das Überdenken nicht aufhört. Der Instinkt sagt Ihnen, dass etwas nicht stimmt und eine gewisse Handlung von Ihnen erwartet wird, für die der Körper, egal ob es sich um körperlichen oder mentalen Stress handelt, die nötigen Ressourcen bereitstellt.

Stress kann dadurch eine Vielzahl von körperlichen Reaktionen auslösen, die sich negativ auf Ihre Gesundheit auswirken können, wenn sie über einen längeren Zeitraum anhalten. Langfristiger Stress kann Ihr Immunsystem schwächen, das Risiko für verschiedene Krankheiten erhöhen und zu körperlichen Beschwerden wie Kopfschmerzen, Muskelverspannungen, Magen-Darm-Problemen oder Schlafstörungen führen.
Es ist wichtig, zu verstehen, dass jeder Mensch Stress unterschiedlich wahrnimmt und dass die Auswirkungen von Stress von Person zu Person variieren können. Was für eine Person stressig sein kann, kann für eine andere Person keine große Bedeutung haben. Es ist daher wichtig, individuelle Stressauslöser und Bewältigungsmechanismen zu identifizieren, um den Umgang mit Stress effektiv zu gestalten.

Stressbewältigung in allen Situationen

Stress ist etwas, dem wir täglich begegnen, und es kann in unterschiedlichen Situationen auftreten – sei es am Arbeitsplatz, in zwischenmenschlichen Beziehungen, bei finanziellen Herausforderungen oder in anderen Lebensumständen. Es ist daher von großer Bedeutung, dass

Sie effektive Strategien entwickeln, um mit Stress in allen Lebensbereichen umzugehen.

Die Fähigkeit, Stress in verschiedenen Situationen zu bewältigen, ist von unschätzbarem Wert, da sie Sie dabei unterstützt, einen gesunden Geisteszustand aufrechtzuerhalten, Ihre Energie zu erhalten und Ihre Leistungsfähigkeit zu verbessern. Unabhängig davon, ob es sich um akuten oder chronischen Stress handelt, gibt es wirksame Techniken und Herangehensweisen, die Ihnen helfen können, Stress zu reduzieren und das allgemeine Wohlbefinden zu steigern.

Stressbewältigung in allen Situationen erfordert eine ganzheitliche Herangehensweise. Es geht darum, Ihre eigenen Reaktionen auf Stress zu verstehen, individuelle Bewältigungsstrategien zu entwickeln und gesunde Gewohnheiten zu etablieren, die Sie dabei unterstützen, mit Stressoren in verschiedenen Lebensbereichen umzugehen. Es gibt keine Einheitslösung, da jeder Mensch einzigartig ist und unterschiedliche Stressauslöser und Bewältigungsmethoden hat.

Stress kann durch verschiedene Faktoren ausgelöst werden, und oftmals ist es schwierig, den Auslöser zu erkennen. Um die Ursache für Ihren persönlichen Stress zu identifizieren, können Sie die Liste der größten Stressfaktoren in den unterschiedlichen Bereichen durchgehen.

Arbeitsplatz:

- Hohe Arbeitsbelastung und Zeitdruck
- Konflikte mit Kollegen oder Vorgesetzten
- Mangelnde Arbeitsplatzsicherheit
- Unklare Arbeitsanforderungen oder unrealistische Erwartungen
- Überforderung durch Multitasking oder ständige Erreichbarkeit
- Fehlende Unterstützung oder unzureichende Ressourcen

- Ungenügende Aufstiegs- oder Entwicklungsmöglichkeiten

Familie:
- Konflikte und Streitigkeiten innerhalb der Familie
- Verantwortung für die Betreuung von Kindern oder pflegebedürftigen Angehörigen
- Finanzielle Belastungen und Sorgen um die Zukunft der Familie
- Ungleichgewicht zwischen Beruf und Familie
- Rollenkonflikte oder Erwartungen von Familienmitgliedern
- Kindererziehung und Elternschaft
- Pflegebedürftige Angehörige und familiäre Verpflichtungen
- Trennung oder Scheidung

Öffentlichkeit:
- Sozialer Druck und Erwartungen von anderen
- Angst vor öffentlicher Kritik oder Bewertung
- Unbehagen in Menschenmengen oder öffentlichen Situationen
- Schwierigkeiten bei der Kommunikation oder dem Umgang mit fremden Menschen
- Gefühl der Selbstbeobachtung oder des Vergleichs mit anderen

Gesundheit und persönliches Wohlbefinden:
- Chronische Krankheiten oder Schmerzen
- Schlafstörungen oder unzureichende Erholung
- Mangelnde körperliche Fitness oder ungesunde Lebensweise
- Gewichtsprobleme oder Essstörungen
- Traumatische Erfahrungen oder Verluste

Finanzen:
- Geldprobleme oder finanzielle Unsicherheit

- Hohe Schulden oder finanzielle Verpflichtungen
- Arbeitslosigkeit oder finanzieller Druck
- Schlechtes Management der persönlichen Finanzen
- Fehlende finanzielle Rücklagen oder Altersvorsorge

Mit sich selbst:

- Selbstzweifel und negative Selbstbewertung
- Perfektionismus und hohe Ansprüche an sich selbst
- Sorgen um die eigene Zukunft oder berufliche Entwicklung
- Mangelnde Selbstpflege und Vernachlässigung der eigenen Bedürfnisse
- Unentschlossenheit und das Gefühl, in vielen Bereichen des Lebens festgefahren zu sein

Die Identifizierung der Auslöser des Stresses ist ein wichtiger Schritt, um diesen besser zu bewältigen und einen Fortschritt zu erzielen. Indem Sie sich bewusstwerden, was genau Stress in Ihrem Leben verursacht, erhalten Sie die Möglichkeit, gezielt darauf zu reagieren und entsprechende Maßnahmen zu ergreifen.

Die aktive Auseinandersetzung mit den Stressauslösern erfordert eine tiefe Selbstreflexion und ein erhöhtes Bewusstsein für Ihre eigenen Emotionen, Reaktionen und Bedürfnisse. Sie lernen sich dabei selbst besser kennen und verstehen, wie bestimmte Situationen oder Umstände Stress bei Ihnen auslösen. Indem Sie diese spezifischen Auslöser identifizieren, können Sie auch gezielt an Strategien und Techniken zur Stressbewältigung arbeiten. Sie können Maßnahmen ergreifen, um Stress abzubauen oder sogar vorbeugende Maßnahmen ergreifen, um Stresssituationen zu vermeiden oder besser damit umgehen zu können.

Dadurch können Sie mit der Zeit auch erkennen, welche Ressourcen Sie benötigen, um effektiv mit Stress umzugehen. Sie können Ihre Energie und Zeit auf die Bereiche lenken, die am meisten Stress verursachen, und geeignete Ressourcen wie Unterstützung, Hilfe oder Weiterbildung nutzen, um diese Stressoren zu bewältigen.

Wenn Sie die Auslöser für sich identifizieren, geben Sie sich selbst die Kontrolle über Ihre Reaktionen und Ihr Wohlbefinden zurück. Sie erkennen, dass Sie die Kontrolle und die Wahl haben, wie Sie auf bestimmte Situationen reagieren, und können aktiv Maßnahmen ergreifen, um Stress abzubauen oder Stresssituationen anders anzugehen.

Dabei ist der Umgang mit Stress ein kontinuierlicher Prozess, der Ihnen ermöglicht, sich weiterzuentwickeln und zu wachsen. Indem Sie immer besser verstehen, was Sie belastet, können Sie langfristig daran arbeiten, Ihre Stressreaktionen zu reduzieren und eine gesündere Bewältigung von Stress zu erlernen.

Die Identifizierung der Auslöser des Stresses erfordert Zeit, Ehrlichkeit und Selbstreflexion. Es ist ein persönlicher Prozess, der individuell unterschiedlich sein kann. Durch die bewusste Auseinandersetzung mit den Stressauslösern können Sie jedoch eine Grundlage schaffen, um gezielt an Ihrer Stressbewältigung zu arbeiten und langfristig eine positive Veränderung zu erzielen.

Nützliche mentale Ansätze zur Stressbewältigung

Mentale Ansätze beziehen sich auf die geistigen Strategien und Herangehensweisen, die Sie nutzen können, um mit Stress umzugehen und das eigene Wohlbefinden zu fördern. Diese Ansätze konzentrieren sich auf die innere Einstellung, Denkmuster, Überzeugungen und die Art und Weise, wie man mit stressigen Situationen umgeht. Im Gegensatz zu körperlichen Ansätzen, die sich auf physische Aktivitäten oder

Entspannungstechniken konzentrieren, liegt der Fokus der mentalen Ansätze auf dem Geist und der Gedankenwelt.

Dabei können Sie verschiedene Techniken anwenden, die Ihnen dabei helfen, Ihren Stress zu reduzieren und besser damit umzugehen. Positive Nebeneffekte sind dabei, dass Sie dadurch auch Methoden für sich entdecken, die es ermöglichen, Ihre Ängste zu bewältigen und Ihre geistige Verfassung zu stabilisieren, sodass Stress, Angst, Panik oder das generelle Überdenken Sie nicht so einfach aus der Bahn werfen.

Einer der größten Punkte, die für Sie dabei nützlich sein können, sind Achtsamkeitsübungen, die wir schon zuvor angesprochen haben. Auch die Praxis, Selbstmitgefühl zu etablieren zählt dazu. Wenn Sie bemerken, dass sich körperlicher oder mentaler Stress in Ihnen ausbreitet, sollten Sie sich Zeit nehmen, um achtsam und liebevoll mit sich selbst zu agieren. Besonders wenn Sie der Meinung sind, dass Sie keine Zeit dafür haben, ist es der richtige Zeitpunkt, sich die Zeit dafür zu nehmen.

Praktiken, die Ihnen helfen mit Stress umzugehen

Stressmanagement-Techniken sind Strategien und Methoden, die verwendet werden können, um den Stress zu reduzieren, die Belastung zu bewältigen und das allgemeine Wohlbefinden zu verbessern. Diese Techniken helfen dabei, den Stresslevel zu senken, die emotionale Gesundheit zu stärken und die körperlichen Auswirkungen von Stress zu minimieren. Im Folgenden werden einige häufig verwendete Stressmanagement-Techniken ausführlicher beschrieben:

Eine effektive Zeitplanung und -organisation kann helfen, den Stress zu reduzieren und ein Gefühl der Kontrolle über die eigenen Aufgaben und Verpflichtungen zu gewinnen. Hierbei ist es wichtig, sich Prioritäten und realistische Ziele zu setzen und ausreichend Zeit für Pausen und Erholung einzuplanen. Eine Zeitplanung können Sie dabei sehr gut mit Ihren Zielen und der Reflexion verbinden.

Nutzen Sie einen Kalender und nehmen Sie als Basis Ihre Ziele und Meilensteine. Indem Sie sich diese zu einem bestimmten Datum eintragen, erschaffen Sie eine Verbindlichkeit sich selbst gegenüber, sodass Sie motiviert werden und ins Handeln gelangen. Zwischen den Meilensteinen haben Sie viele freie Flächen, um Ihre Aufgaben für die einzelnen Tage und Wochen zu planen. Dabei können Sie direkt bei der Planung darauf achten, dass Sie nicht zu viele Aufgaben auf einen Tag legen und auch immer genügend Zeit für Pausen, Sport oder Achtsamkeitsübungen haben.

Gestalten Sie Ihren Wochenplan realistisch, sodass Sie keinen Druck empfinden, um all Ihre Ziele zu schaffen. Sie können dafür einzelnen Aufgaben auch direkt einen Zeitrahmen geben. Sobald die Aufgabe erledigt ist, können Sie sich notieren, wie viel Zeit Sie wirklich gebraucht haben und können so in der Zukunft noch besser planen.

Ihr Plan für die Zukunft kann dabei auch die Grundlage für Ihre Reflexion sein. Wenn Sie am Abend oder am Wochenende reflektieren, was Sie alles geleistet haben, sind die abgehakten Aufgaben und Ziele ein guter Baustein für Ihre mentale Übung. So werden sie nichts vergessen und können in schwierigen Zeiten immer auf diese Aufzeichnungen zurückgreifen.

Zusätzlich dazu können Sie Entspannungstechniken in Ihren Alltag einbauen, die Ihnen helfen, ausgeglichen zu bleiben. Es gibt verschiedene Techniken, die Ihnen helfen können, Stress abzubauen und eine tiefe Entspannung zu erreichen. Dazu gehören beispielsweise Progressive Muskelentspannung, Atemübungen, Yoga, Meditation und autogenes Training.

Progressive Muskelentspannung (PMR) ist eine Entspannungstechnik, die darauf abzielt, Muskelverspannungen im Körper zu reduzieren und eine tiefe Entspannung zu fördern. Diese Methode wurde vom amerikanischen Arzt Edmund Jacobson entwickelt und basiert auf der Erkenntnis, dass eine bewusste Entspannung der Muskulatur zu einer Entspannung des gesamten Körpers führen kann.

Die Progressive Muskelentspannung beinhaltet eine systematische Anspannung und Entspannung verschiedener Muskelgruppen im Körper. Durch gezielte Kontraktion und anschließende Entspannung der Muskeln wird eine erhöhte Körperwahrnehmung und bewusste Entspannung erreicht.

Die Technik der Progressiven Muskelentspannung besteht aus mehreren Schritten:
1. Vorbereitung: Suchen Sie einen ruhigen und bequemen Ort, an dem Sie sich entspannen können. Sie können sich dafür auf Ihr Sofa setzen oder sich ins Bett oder auf den Fußboden legen. Die Hauptsache dabei ist, dass Sie sich wohl und sicher fühlen. Schließen Sie die Augen und konzentrieren Sie sich auf Ihre Atmung, um in einen entspannten Zustand zu kommen. Atmen Sie dafür tief durch die Nase ein und versuchen Sie, sich vorzustellen, wie der Atem durch Ihre Nase den Hals hinunter und bis in Ihre Lungen fließt. Spüren Sie, wie sich Ihr Oberkörper beim Einatmen anhebt, und halten Sie den Atem kurz an. Atmen Sie anschließend durch den Mund aus und lassen Sie dabei gedanklich alles los, während Ihr Oberkörper absinkt. Wiederholen Sie das ein paar Mal, bis Sie sich für den nächsten Schritt bereit fühlen.

2. Muskelgruppen anspannen: Beginnen Sie mit einer Muskelgruppe, z. B. den Armen. Spannen Sie diese Muskelgruppe für etwa 15 bis 20 Sekunden an, während Sie tief einatmen. Konzentrieren Sie sich dabei auf die spürbare Spannung in den Muskeln.

3. Muskelgruppen entspannen: Lassen Sie die Anspannung plötzlich los und atmen Sie durch den Mund aus. Konzentrieren Sie sich dabei auf die Entspannung und den Unterschied zur angespannten Muskelgruppe. Halten Sie die Entspannung für etwa 15 bis 20 Sekunden aufrecht. Sie müssen dabei nicht die genaue Anzahl der Sekunden einhalten. Machen Sie es so, wie es sich für Sie richtig anfühlt, und probieren Sie kürzere und längere Momente der An- und Entspannung aus.

4. Fortsetzung der Übung: Gehen Sie nacheinander alle großen Muskelgruppen des Körpers durch, z. B. Beine, Bauch, Brust, Nacken und Schultern. Spannen Sie jede Muskelgruppe für einige Sekunden an und entspannen Sie sie dann bewusst.

5. Abschluss: Nehmen Sie sich nach der Übung einen Moment Zeit, um die Gesamtentspannung in Ihrem Körper wahrzunehmen. Öffnen Sie langsam die Augen und genießen Sie die angenehme Ruhe und Entspannung.

Die Progressive Muskelentspannung kann Ihnen dabei helfen, körperliche Anspannungen zu reduzieren, Stress abzubauen und das allgemeine Wohlbefinden zu verbessern. Dabei programmieren Sie Ihr Gehirn darauf, bewusst Anspannung und Entspannung in den Muskeln wahrzunehmen und können dadurch auch im Alltag besser mit Stress umgehen und körperliche Entspannung gezielt herbeiführen. Es ist empfehlenswert, die Progressive Muskelentspannung regelmäßig zu praktizieren, um langfristige Effekte zu erzielen.

Das autogene Training ist eine ähnliche Entspannungstechnik, dessen Ziel es ist, körperliche und geistige Entspannung herbeizuführen. Dabei gibt es verschiedene Formeln, die in Kombination mit Suggestionen einen Zustand der tiefen Entspannung zu erreichen. Die Grundannahme dahinter ist, ist, dass der Geist mächtiger ist als der Körper und somit in der Lage, den Körper zu beeinflussen.

Im autogenen Training gibt es verschiedene Grundformeln, wie die Schwere-Formel, die Wärme-Formel und auch die Atem-Formel. Zunächst ist es wie bei der progressiven Muskelentspannung wichtig, dass Sie sich einen ruhigen und bequemen Ort suchen. Am besten ist es, wenn Sie sich hinlegen und die Augen dafür schließen, damit Sie nicht abgelenkt werden. Richten Sie anschließend Ihren Fokus auf Ihre Arme und Ihre Beine. Dabei wiederholen Sie in Gedanken oder auch leise ausgesprochen die Suggestion „Meine Arme und Beine sind schwer" und stellen sich dabei vor, wie Ihre Muskeln immer schwerer werden und langsam in den Boden einsinken.

Anschließend konzentrieren Sie sich auf Ihren ganzen Körper und beginnen mit der Suggestion „Mein Körper ist warm". Fokussieren Sie sich dabei auf Ihre Füße und spüren Sie, wie sich eine angenehme Wärme von Ihren Fußsohlen über Ihre Beine hinweg in Ihrem ganzen Körper ausbreitet.

Danach lenken Sie den Fokus auf die Atmung und nutzen die Suggestion „Ich atme ruhig und gleichmäßig". Spüren Sie, wie Ihr Atem ganz automatisch und sanft durch Ihren Körper fließt, und genießen Sie die Entspannung. Diese Entspannung sollten Sie für einige Minuten einfach genießen und sich auf die Erfahrung der Schwere, Wärme und Entspannung einlassen, während Ihr Geist langsam zur Ruhe kommt.

Abschließend beginnen Sie langsam Ihre Arme und Beine wieder zu bewegen und öffnen sanft Ihre Augen, um Ihre Umgebung wieder wahrzunehmen.

Wenn Sie mit autogenem Training oder progressiver Muskelentspannung beginnen, sollten Sie sich bewusst machen, dass es viel Übung und Geduld benötigt, um die Wirksamkeit zu steigern. Es kann schwer sein, sich daran zu gewöhnen, einfach mal abzuschalten. Seien Sie deswegen geduldig und liebevoll mit sich selbst. Diese Techniken fördern die Entspannung des Körpers und des Geistes, reduzieren Stresshormone und fördern ein Gefühl der Ruhe und Gelassenheit, wenn Sie sich darauf einlassen.

Eine weitere Methode, Stress zu händeln oder auch abzubauen, ist Sport. Körperliche Aktivität spielt eine entscheidende Rolle beim Stressmanagement und Stressabbau. Durch Bewegung und körperliche Anstrengung werden verschiedene Mechanismen im Körper aktiviert, die helfen, Stress abzubauen und das allgemeine Wohlbefinden zu steigern. Wie bereits erwähnt, wird bei Stress Energie im Körper freigesetzt, die für Flucht oder Kampf überlebenswichtig wären. Wenn jedoch keine Bedrohung besteht, aber trotzdem körperliche Ressourcen für diesen Modus bereitgestellt werden, kann Sport oder eine generelle körperliche Aktivität genau das richtige Ventil für Sie sein, um einen Ausgleich zu finden.
Körperliche Aktivität führt zur Freisetzung von Endorphinen, auch als "Glückshormone" bekannt. Endorphine wirken als natürliche Schmerzmittel und stimmungsaufhellend. Sie können Angstgefühle reduzieren, die Stimmung verbessern und ein Gefühl von Wohlbefinden erzeugen. Doch durch Sport werden auch Stresshormone wie Cortisol und Adrenalin abgebaut. Diese Hormone sind in Stresssituationen erhöht und können negative Auswirkungen auf den Körper haben, wenn man über einen langen Zeitraum konstant gestresst ist. Durch Bewegung werden diese Hormone abgebaut und somit der Stresspegel gesenkt.

Doch Sport hilft nicht nur dabei, Stress abzubauen. Regelmäßige körperliche Aktivität trägt ebenfalls zur Verbesserung Ihrer körperlichen Gesundheit bei. Sie stärkt das Herz-Kreislauf-System, senkt den Blutdruck, verbessert die Durchblutung und stärkt das Immunsystem. Eine gute körperliche Gesundheit kann Stresssymptome reduzieren und die Fähigkeit des Körpers zur langfristigen Stressbewältigung verbessern. Dazu kommt der Faktor, dass Sport meist eine eigene Achtsamkeitsübung fungiert. Während des Trainings konzentrieren sich viele Menschen auf ihre körperlichen

Bewegungen und vergessen vorübergehend ihre Sorgen und Ängste. Ob Sie alleine durch den Wald laufen, Gewichte heben oder mit Ihren Freunden Fußball spielen – Sie bleiben oft genau in diesem Moment und denken meist nicht an die Zukunft oder die Vergangenheit. Dies kann zu einer erholsamen Pause vom Stress führen und den Geist entspannen.

Körperliche Aktivität kann dazu noch die Qualität des Schlafes verbessern. Sie haben bestimmt schon selbst festgestellt, dass Sie nach einem körperlich anstrengenden Tag sehr gut schlafen, während Sie nach einem stressigen Tag mit Sorgen und Überdenken nur schwer in den Schlaf finden. Regelmäßige Bewegung hilft dabei, den Körper zu ermüden und den natürlichen Schlaf-Wach-Rhythmus zu regulieren. Ein erholsamer Schlaf ist wiederum entscheidend für die Stressbewältigung und das allgemeine Wohlbefinden.

Um die Vorteile der körperlichen Aktivität für den Stressabbau zu nutzen, ist es wichtig, regelmäßige und moderate Bewegung in den Alltag zu integrieren. Das können Aktivitäten wie Gehen, Laufen, Radfahren, Schwimmen, Yoga oder auch Tanzen sein. Wichtig ist dabei vor allem, dass es Ihnen Spaß macht und sich Ihren Bedürfnissen anpasst. Sie müssen nicht jeden Tag 2 Stunden lang im Fitnessstudio sein, wenn das nicht zu Ihnen passt.

Es wird generell empfohlen, mindestens 150 Minuten moderater körperlicher Aktivität pro Woche zu erreichen. Dabei können Sie die Aktivitäten auf verschiedene Tage verteilen und in den Alltag integrieren, zum Beispiel durch Spaziergänge in der Mittagspause, das Treppensteigen anstelle des Aufzugs oder das Teilnehmen an Fitnesskursen. Wichtig sind dabei eine Regelmäßigkeit und eine geeignete Routine, die sich in Ihren Alltag einpasst.

Wenn Sie sich diese Techniken und Methoden zum Stressmanagement und auch Stressabbau ansehen, werden Sie bemerken, dass einige Sachen besser für körperlichen Stress geeignet sind und andere wiederum für mentalen Stress. Sport und progressive Muskelentspannung eignen sich hervorragend für körperlichen Stress, während Meditation oder auch autogenes Training sich sehr gut bei mentalem Stress anbieten. Oftmals können auch andere Tätigkeiten, wie Lesen, Musikhören oder Zeichnen sehr effektiv gegen Stress wirken. Wichtig ist, dass Sie herausfinden, was für Sie funktioniert.

Nicht alle Stressmanagement-Techniken sind für jeden Menschen gleichermaßen effektiv. Die Kombination verschiedener Techniken und eine regelmäßige Anwendung können dazu beitragen, Stress effektiv zu bewältigen und das allgemeine Wohlbefinden zu verbessern.

Stress und körperliche Gesundheit

Stress kann erhebliche Auswirkungen auf Ihre körperliche Gesundheit haben, und gleichzeitig kann eine schlechte körperliche Gesundheit Stress begünstigen. Dieser Teufelskreis kann zu einer negativen Spirale führen, in der sich Stress und körperliche Probleme gegenseitig verstärken. Stress kann eine Vielzahl von physiologischen Veränderungen im Körper auslösen. Wenn Sie gestresst sind, setzt der Körper Stresshormone wie Adrenalin und Cortisol frei, um die sogenannte "Kampf-oder-Flucht"-Reaktion zu aktivieren. Dieser Prozess bereitet den Körper darauf vor, mit einer potenziell bedrohlichen Situation umzugehen. Eine kurzfristige Aktivierung des Stressreaktionssystems ist normal und kann sogar vorteilhaft sein, um Ihnen zu helfen, Herausforderungen zu bewältigen.

Jedoch kann chronischer Stress, der über einen längeren Zeitraum besteht, erhebliche negative Auswirkungen auf Ihre körperliche Gesundheit haben. Langanhaltender Stress kann Ihr Immunsystem schwächen, Entzündungen fördern, den Blutdruck erhöhen, den Herzschlag beschleunigen und den

Blutzuckerspiegel beeinflussen. Dies kann das Risiko für verschiedene gesundheitliche Probleme erhöhen, darunter:

- Herz-Kreislauf-Erkrankungen: Das Risiko für Herzerkrankungen, Bluthochdruck, Herzinfarkt und Schlaganfall wird erhöht. Der erhöhte Blutdruck und die beschleunigte Herzfrequenz, die mit Stress einhergehen, können das Herz-Kreislauf-System belasten.

- Verdauungsprobleme: Verdauungsstörungen wie Magenschmerzen, Sodbrennen, Durchfall und Verstopfung können durch Stress auftreten. Der Körper reagiert auf Stress, indem er die Verdauung verlangsamt und weniger Blut in den Magen-Darm-Trakt schickt.

- Schlafstörungen: Stress kann zu Schlafstörungen führen, einschließlich Einschlafproblemen, Durchschlafstörungen und unruhigem Schlaf. Dies wiederum kann zu Müdigkeit, verminderter Konzentration und verminderter allgemeiner Lebensqualität führen.

- Gewichtszunahme: Bei einigen Menschen kann chronischer Stress zu einer Gewichtszunahme führen. Stress kann den Appetit und das Verlangen nach hochkalorischen Nahrungsmitteln erhöhen. Zudem kann der erhöhte Cortisolspiegel den Stoffwechsel beeinflussen und die Fettansammlung im Bauchbereich begünstigen.

- Psychische Gesundheit: Chronischer Stress kann das Risiko für psychische Erkrankungen wie Angststörungen und Depressionen erhöhen, sowie zu Stimmungsschwankungen, Reizbarkeit, Nervosität und Erschöpfung führen.

Auf der anderen Seite kann auch eine schlechte körperliche Gesundheit Ihren Stresspegel erhöhen, wodurch Sie sich möglicherweise müde fühlen, Schmerzen haben oder sich generell unwohl fühlen. Eine schlechte körperliche

Gesundheit kann ebenfalls Ihre Bewältigungsmechanismen beeinträchtigen, was es schwieriger macht, mit Stress umzugehen.

Wenn Sie sich nicht ausreichend um Ihren Körper und ihre Gesundheit kümmern, können Sie anfälliger für die negativen Auswirkungen von Stress sein. Ein geschwächtes Immunsystem kann zur Folge haben, dass Sie häufiger krank werden und länger brauchen, um sich zu erholen. Ein Mangel an Energie aufgrund einer schlechten körperlichen Gesundheit kann Sie dabei weniger widerstandsfähig machen und Sie aktiv daran hindern, Herausforderungen effektiv zu bewältigen.

Es ist deshalb wichtig, zu verstehen, dass körperliche Gesundheit und Stress eng miteinander verbunden sind und sich gegenseitig beeinflussen. Indem Sie sich um Ihre körperliche Gesundheit kümmern, können Sie Ihre Widerstandsfähigkeit gegenüber Stress verbessern und sind eventuell besser in der Lage, damit umzugehen. Das bedeutet regelmäßige körperliche Aktivität, eine ausgewogene Ernährung, ausreichend Schlaf, Stressabbau-Techniken wie Entspannungsübungen und den Umgang mit gesundheitlichen Problemen, sobald sie auftreten, beispielsweise durch den Besuch eines Arztes oder Therapeuten.

Indem Sie sich bewusst um Ihre körperliche Gesundheit kümmern und auf Ihre Bedürfnisse achten, können Sie Ihren Stresspegel reduzieren und gleichzeitig Ihre Widerstandsfähigkeit und Ihr allgemeines Wohlbefinden steigern. Es ist wichtig, dass Sie sich um Ihren Körper kümmern, da er die Grundlage für unser gesamtes Wohlbefinden bildet und Sie dabei unterstützt, mit Stress umzugehen und ein erfülltes Leben zu führen.

9 – Mentale Übung: Sich selber öffnen

Sich selbst für neue Erfahrungen zu öffnen, ist ein entscheidender Ansatz, um das Überdenken zu überwinden und neue Lösungswege zu finden. Oftmals sind wir in unseren Denkmustern und Gewohnheiten gefangen, die uns daran hindern, neue Ideen zu entwickeln und alternative Perspektiven zu entdecken. Indem Sie sich aktiv für neue Erfahrungen öffnen, erweitern Sie Ihren Horizont und ermöglichen es Ihnen, neue Wege des Denkens und Handelns zu entdecken.

Wenn Sie sich immer wieder in den gleichen Gedankenschleifen verfangen, fühlen Sie sich oft frustriert und hilflos. Ihre Gedanken kreisen ständig um die gleichen Themen, ohne dass Sie eine Lösung finden. Indem Sie sich jedoch dafür öffnen, neue Erfahrungen zu machen, eröffnen Sie sich die Möglichkeit, aus diesem Denkmuster auszubrechen.

Sich selbst zu öffnen bedeutet, Neugierde und Offenheit für neue Ideen, Meinungen und Möglichkeiten zu entwickeln. Es erfordert Mut, die Komfortzone zu verlassen und unbekanntes Terrain zu entdecken. Indem Sie sich neuen Erfahrungen aussetzen, erweitern Sie Ihren geistigen Horizont und gewinnen neue Perspektiven. Sie können von anderen Menschen lernen, ihre Geschichten und Erfahrungen hören und daraus Inspiration und Erkenntnisse für sich selbst gewinnen.

Das Öffnen für neue Erfahrungen erlaubt es Ihnen, Ihren Blickwinkel zu erweitern und Ihre Denkmuster zu durchbrechen. Sie können neue Wege des Denkens und Handelns entdecken, die Ihnen dabei helfen, Herausforderungen zu meistern und Lösungen zu finden.

Indem Sie sich mit neuen Ideen, Techniken und Perspektiven auseinandersetzen, eröffnen Sie sich die Möglichkeit, sich weiterzuentwickeln und Ihr volles Potenzial zu entfalten.

Es ist wichtig, anzumerken, dass das Öffnen für neue Erfahrungen kein einmaliger Akt ist, sondern ein kontinuierlicher Prozess. Es erfordert Übung, Geduld und die Bereitschaft, sich auf Veränderungen einzulassen. Es bedeutet auch, sich von festgefahrenen Überzeugungen und eingefahrenen Denkmustern zu lösen und offen für neue Möglichkeiten zu sein.

Indem Sie sich selbst für neue Erfahrungen öffnen, erlangen Sie eine größere Flexibilität im Denken und Handeln. Sie können sich besser an Veränderungen anpassen, kreative Lösungen finden und mit Unsicherheiten umgehen. Dies trägt dazu bei, das Überdenken zu reduzieren, da Sie neue Wege des Denkens erkunden und sich auf das Hier und Jetzt konzentrieren können.

Insgesamt ist das Öffnen für neue Erfahrungen ein wichtiger Ansatz, um das Überdenken zu überwinden und neue Wege der Lösungsfindung zu entdecken. Es erlaubt Ihnen, sich von eingefahrenen Denkmustern zu lösen, Ihre geistige Flexibilität zu erhöhen und sich weiterzuentwickeln. Bleiben Sie neugierig und offen, um neue Erfahrungen zu machen, und Ihre Denkweise erweitern.

In unserem Leben sind wir oft in Situationen gefangen, in denen wir unsere eigenen Gedanken und Gefühle nicht objektiv betrachten können. Die eigenen Emotionen und Ängste können unseren Blick trüben und uns daran hindern, klare Lösungen oder Handlungsschritte zu erkennen. Genau hier setzt die folgende Übung an. Wenn Sie sich vorstellen, jemand anderem in Ihrer Situation einen Ratschlag zu geben, kann sich Ihr Blickwinkel verändern und Sie gewinnen automatisch eine neue Perspektive.

Sie werden bemerken, dass Ihre Ratschläge für andere nicht nur relevant für Sie selbst sind, sondern auch, dass Sie einen sehr hohen Anspruch an sich selbst haben, der manchmal einfach nicht zu erreichen ist und dass Sie sich deswegen so sehr unter Druck setzen. Sie werden zudem erkennen, dass Sie oft bereits das Wissen und die Fähigkeiten besitzen, um mit Ihren eigenen Herausforderungen umzugehen. Durch die Fokussierung auf die Situation einer anderen Person erhalten Sie eine gewisse Distanz zu Ihren eigenen Emotionen und können klarer und objektiver denken.

Übung: Der Rat für einen Freund

Wenn Sie in einem Dilemma stecken und das Überdenken sich zu einer Spirale entwickelt hat, kann es schwierig sein, den Anfang für eine Lösung zu finden. Gefangen in den eigenen Denkmustern und Verhaltensweisen steckt hinter jeder Lösung wieder ein neues Problem. Diese Übung kann jedoch durch ihre simple Methodik dazu führen, dass Sie das Problem von einer objektiven Position heraus betrachten und sich von den Emotionen, die damit verbunden sind, lösen.

Ein wirksamer Weg, um das Überdenken zu überwinden und neue Perspektiven auf ein Problem zu erhalten, besteht darin, das Problem auf jemand anderen zu projizieren und sich vorzustellen, dass man dieser anderen Person einen Ratschlag gibt. Diese Übung ermöglicht es uns, uns von unseren eigenen Denkmustern zu lösen und aus einer neutraleren, objektiveren Position heraus zu betrachten, was uns helfen kann, neue Lösungswege zu entdecken.

Diese Übung erfordert ein gewisses Maß an Vorstellungskraft und die Bereitschaft, sich auf einen Perspektivwechsel einzulassen. Es kann hilfreich sein, wenn Sie sich dafür in eine ruhige und entspannte Umgebung zurückziehen, um sich vollkommen auf die Übung konzentrieren zu können.

Beachten Sie jedoch, dass Sie absolut ehrlich und offen sein müssen, besonders, wenn die Lösungen oder Ratschläge zunächst gegen Ihre eigenen Vorstellungen sprechen.

Die Projektionsübung kann in verschiedenen Formen durchgeführt werden. Eine Möglichkeit besteht darin, das Problem schriftlich zu formulieren und sich dann vorzustellen, dass man jemand anderem von diesem Problem erzählt. Dabei können Sie nicht nur eine Pro- und Kontra-Liste erstellen, sondern auch schon Lösungsansätze formulieren und darüber nachdenken, warum diese nicht funktionieren. Sie können Listen für verschiedene Emotionen und auch Beweggründe machen, die Ihnen dabei helfen, das Problem in seinem ganzen Ausmaß zu erfassen. Alles, was Ihnen dabei hilft, ein umfassendes Bild von der Situation zu erstellen, ist erlaubt und gewünscht. Durch das Aufschreiben verhindern Sie dabei, dass Sie Aspekte vergessen.

Während der Übung ist es wichtig, dass Sie sich selbst Raum für kreative und unkonventionelle Lösungen geben. Lassen Sie Ihre Gedanken frei fließen und erlauben Sie sich, verschiedene Perspektiven und Lösungswege zu erkunden. Seien Sie geduldig mit sich selbst und geben Sie sich Zeit, um auf neue Erkenntnisse und Einsichten zu stoßen.

Während Sie Ihr eigenes Problem auf jemand anderes projizieren und sich vorstellen, dass jemand mit genau diesem Problem Sie um Ihren Rat bittet, öffnen sich Ihnen neue Möglichkeiten. Sie distanzieren sich von dem eigentlichen Problem und reagieren automatisch wohlwollender der Person gegenüber, als Sie sich selbst gegenüber reagieren würden. Die Übung hilft Ihnen dabei, Ihr Denken zu erweitern und den Teufelskreis des Überdenkens zu durchbrechen. Dafür müssen Sie jedoch bereit sein, Ihre eigenen Ratschläge auch anzunehmen und umzusetzen.

Die Übung geht folgenderweise:

Schritt 1: Schaffen Sie eine ruhige und entspannte Umgebung

Um die Projektionsübung effektiv durchführen zu können, ist es wichtig, einen Ort der Ruhe und Entspannung zu finden. Dieser Ort sollte frei von Ablenkungen sein und Ihnen ermöglichen, sich vollkommen auf die Übung zu konzentrieren. Hier sind einige detaillierte Schritte, um eine angenehme Atmosphäre zu schaffen:

Finden Sie einen ungestörten Ort: Suchen Sie nach einem Raum, in dem Sie sich zurückziehen und in dem Sie ungestört sind. Dies kann ein ruhiges Zimmer in Ihrem Zuhause sein, ein abgelegener Bereich in einem Park oder ein anderer Ort, der Ihnen Privatsphäre bietet.

Schaffen Sie eine angenehme Atmosphäre: Gestalten Sie den Raum nach Ihren Vorlieben, um eine beruhigende und entspannte Atmosphäre zu schaffen. Sie können leise Hintergrundmusik abspielen, die Sie entspannt und Ihre Gedanken beruhigt. Wählen Sie eine Musikrichtung, die Sie inspiriert und unterstützt und kommen Sie zur Ruhe. Sie können auch eine Duftkerze anzünden oder ätherische Öle verwenden, um einen angenehmen Duft im Raum zu verbreiten und Ihre Sinne zu stimulieren.

Schaffen Sie eine komfortable Sitzgelegenheit: Stellen Sie sicher, dass Sie während der Übung bequem sitzen können. Wählen Sie einen Stuhl, ein Kissen oder eine Yoga-Matte, die Ihrem Körper optimalen Halt und Komfort bieten. Achten Sie auf eine aufrechte Körperhaltung, die es Ihnen ermöglicht, sich zu entspannen und dennoch konzentriert zu bleiben.

Reduzieren Sie Ablenkungen: Schalten Sie Ihr Handy stumm oder legen Sie es außer Reichweite, um Ablenkungen zu minimieren. Sorgen Sie dafür, dass andere Menschen in Ihrem Umfeld wissen, dass Sie für eine Weile ungestört sein möchten, um sich voll und ganz auf die Übung konzentrieren zu können.

Nehmen Sie sich ausreichend Zeit: Planen Sie genügend Zeit für die Projektionsübung ein, um sich besser auf den Prozess einlassen zu können. Vermeiden Sie es, sich zu beeilen oder gedrängt zu fühlen. Geben Sie sich selbst die Erlaubnis, die Zeit zu nehmen, die Sie benötigen, um sich mit Ihrem inneren Selbst zu verbinden und in die Übung einzutauchen.

Indem Sie eine ruhige und entspannte Umgebung schaffen, schaffen Sie die idealen Voraussetzungen für eine erfolgreiche Durchführung der Projektionsübung. Dies ermöglicht es Ihnen, sich besser zu konzentrieren, innere Ruhe zu finden und sich vollständig auf den Prozess einzulassen. Eine angenehme Umgebung unterstützt Sie dabei, die nötige mentale und emotionale Balance zu erreichen und sich auf die Erkenntnisse und Einsichten einzulassen, die während der Übung aufkommen können.

Schritt 2: Reflektieren Sie Ihre aktuelle Situation

Es ist wichtig, dass Sie sich darüber bewusstwerden, welche Herausforderungen, Entscheidungen oder Unsicherheiten Sie gerade beschäftigen. Hier sind detaillierte Schritte, um diesen Schritt ausführlicher zu gestalten:

Schließen Sie die Augen: Schließen Sie Ihre Augen, um äußere Ablenkungen zu minimieren und Ihre Aufmerksamkeit nach innen zu lenken. Das Schließen der Augen hilft Ihnen dabei, sich besser auf Ihre Gedanken, Gefühle und Empfindungen konzentrieren zu können, um eine tiefere Verbindung mit sich selbst aufzubauen.

Atmen Sie tief ein und aus: Beginnen Sie mit einigen tiefen Atemzügen, um sich vollkommen auf sich zu konzentrieren und Ihren Geist zu beruhigen. Atmen Sie langsam und tief durch die Nase ein und atmen Sie durch den Mund aus. Spüren Sie, wie sich Ihr Atem in Ihrem Körper ausbreitet und Sie mit Ruhe und Klarheit erfüllt.

Identifizieren Sie Ihre Herausforderungen: Nehmen Sie sich nun einen Moment Zeit, um über Ihre aktuelle Situation nachzudenken. Reflektieren Sie über die Herausforderungen, die Sie beschäftigen, sei es beruflich, persönlich, in Beziehungen oder anderen Lebensbereichen. Identifizieren Sie die Entscheidungen, die Sie treffen müssen, die Probleme, die Sie lösen möchten, oder die Unsicherheiten, die Sie belasten. Wenn es Ihnen hilft, können Sie diese Herausforderungen auch aufschreiben, um sie klarer fassen zu können.

Tauchen Sie in Ihre Emotionen ein: Achten Sie auf Ihre Emotionen, während Sie über Ihre Herausforderungen nachdenken. Beachten Sie, ob Sie Ängste, Sorgen, Frustration, Wut oder andere Gefühle verspüren. Erlauben Sie sich, diese Emotionen wahrzunehmen, ohne sie zu bewerten oder zu unterdrücken. Das Ziel ist es, sich bewusst mit Ihren Gefühlen zu verbinden und ein tieferes Verständnis für Ihre aktuelle Situation zu entwickeln.

Indem Sie sich Zeit nehmen, um über Ihre aktuelle Situation nachzudenken und die damit verbundenen Herausforderungen zu identifizieren, schaffen Sie Klarheit und ein Bewusstsein für das, was Sie belastet oder beschäftigt. Dies ermöglicht es Ihnen, sich besser auf die Projektionsübung einzulassen, und hilft Ihnen, mögliche Lösungsansätze oder neue Perspektiven zu erkennen. Durch die bewusste Reflexion Ihrer aktuellen Situation legen Sie den Grundstein für die weiteren Schritte der Übung, um Einsichten und Ratschläge zu gewinnen, die Ihnen bei der Bewältigung Ihrer Herausforderungen helfen können.

Schritt 3: Stellen Sie sich vor, Sie beraten eine andere Person in Ihrer Situation

Nachdem Sie Ihre eigene Situation reflektiert haben, ist es nun an der Zeit, sich in die Rolle eines neutralen Beraters zu versetzen. In diesem Schritt geht es darum, sich von Ihren eigenen Emotionen und Gedanken zu distanzieren und sich in eine andere Person hineinzuversetzen, die mit den gleichen Herausforderungen konfrontiert ist wie Sie. Hier sind detaillierte Schritte, um diesen Schritt ausführlicher zu gestalten:

Schaffen Sie eine mentale Distanz: Visualisieren Sie sich selbst als eine andere Person, die in derselben Situation steckt wie Sie. Versuchen Sie, eine mentale Distanz zu Ihren eigenen Erfahrungen und Emotionen zu schaffen, um einen objektiven Blick auf die Situation zu erhalten. Sie können sich vorstellen, dass Sie eine andere Person sind oder sogar einen fiktiven Namen für diese Person erfinden.

Überlegen Sie, welchen Ratschlag Sie geben würden: Betrachten Sie die Situation aus der Perspektive dieser anderen Person und überlegen Sie, welchen Ratschlag Sie ihr geben würden, um ihr zu helfen, mit ihren Herausforderungen umzugehen und positive Veränderungen herbeizuführen. Stellen Sie sich vor, dass Sie diese Person unterstützen und ihr praktische Tipps oder Einsichten geben, die ihr helfen können, ihre Ziele zu erreichen und ihre Situation zu verbessern.

Seien Sie einfühlsam und objektiv: Seien Sie während des Beratungsprozesses einfühlsam und mitfühlend, als ob Sie eine gute Freundin oder ein guter Freund wären, der dieser Person zur Seite steht. Vermeiden Sie es, sich selbst zu verurteilen oder überkritisch zu sein. Seien Sie stattdessen objektiv und ermutigend. Denken Sie darüber nach, welche

Lösungsansätze, Strategien oder Perspektiven dieser Person helfen könnten, ihre Herausforderungen zu bewältigen.

Indem Sie sich in die Rolle eines neutralen Beraters versetzen und sich vorstellen, jemandem mit den gleichen Herausforderungen zu helfen, schaffen Sie eine gewisse Distanz zu Ihren eigenen Emotionen und Gedanken. Dadurch können Sie einen frischen Blick auf die Situation werfen und möglicherweise neue Einsichten oder Lösungsansätze entdecken. Diese Übung ermöglicht es Ihnen, sich selbst von außen zu betrachten und wertvolle Ratschläge zu finden, die auch für Ihre eigene Situation hilfreich sein können.

Schritt 4: Notieren Sie die Ratschläge

Nachdem Sie sich in die Rolle eines neutralen Beraters versetzt haben und sich vorgestellt haben, jemandem mit den gleichen Herausforderungen zu helfen, ist es nun an der Zeit, die Ratschläge aufzuschreiben. Diese Ratschläge sollen konkrete Handlungsschritte enthalten, die der fiktiven Person helfen sollen, ihre Situation zu verbessern und positive Veränderungen herbeizuführen. Hier sind detaillierte Schritte, um diesen Schritt ausführlicher zu gestalten:

Verwenden Sie eine klare und präzise Sprache: Formulieren Sie die Ratschläge so, als würden Sie sie direkt an die fiktive Person richten. Verwenden Sie eine klare und präzise Sprache, um die Schritte oder Handlungen zu betonen, die Sie empfehlen. Seien Sie konkret und vermeiden Sie vage oder allgemeine Aussagen. Je spezifischer Sie sind, desto besser kann die fiktive Person die Ratschläge umsetzen.

Betonen Sie positive Veränderungen und Lösungsansätze: Fokussieren Sie sich auf die positiven Aspekte und Lösungsansätze. Ermutigen Sie die fiktive Person, Schritte zu unternehmen, um ihre Situation zu verbessern und ihre Ziele zu erreichen. Betonen Sie, welche Veränderungen sie vornehmen kann, um positive Ergebnisse zu erzielen. Lenken Sie den Fokus auf mögliche Lösungen statt auf Probleme.

Strukturieren Sie die Ratschläge: Organisieren Sie die Ratschläge in einer logischen Reihenfolge oder in Absätzen, um die Lesbarkeit zu verbessern und sicherzustellen, dass die Informationen gut strukturiert sind. Sie können auch Unterpunkte oder Nummerierungen verwenden, um die Ratschläge weiter zu gliedern und leichter nachvollziehbar zu machen.

Überprüfen Sie die Ratschläge: Gehen Sie die aufgeschriebenen Ratschläge noch einmal durch und überprüfen Sie sie auf Klarheit und Verständlichkeit. Stellen Sie sicher, dass die Ratschläge für die fiktive Person umsetzbar sind und dass sie einen klaren Handlungsplan hat, um die Situation zu verbessern. Ergänzen oder ändern Sie die Ratschläge gegebenenfalls, um sie weiter zu verbessern.

Das Aufschreiben der Ratschläge ermöglicht es Ihnen, Ihre Gedanken zu strukturieren und sie festzuhalten. Es gibt Ihnen eine klare Richtung und erlaubt es Ihnen, die Ratschläge später zu reflektieren und gegebenenfalls anzupassen. Das Notieren der Ratschläge in einer präzisen und konkreten Form hilft auch dabei, den Fokus auf konkrete Handlungsschritte zu legen und positive Veränderungen anzustreben. Diese Ratschläge können wertvolle Erkenntnisse und Lösungsansätze bieten, um auch Ihre eigene Situation zu verbessern.

Schritt 5: Lesen Sie die Ratschläge und wenden Sie sie bei sich selbst an

Nachdem Sie die Ratschläge niedergeschrieben haben, ist es an der Zeit, sie erneut zu lesen und bei sich selbst anzuwenden. Dieser Schritt ermöglicht es Ihnen, die

Perspektive zu wechseln und die Ratschläge aus Ihrer eigenen Situation heraus zu betrachten.
Lesen Sie die Ratschläge aufmerksam: Gehen Sie die aufgeschriebenen Ratschläge sorgfältig durch und versetzen Sie sich dabei in Ihre eigene Position zurück. Lesen Sie jeden Ratschlag langsam und achten Sie auf die spezifischen Handlungsschritte oder Lösungsansätze, die darin enthalten sind. Lassen Sie die Worte auf sich wirken und versuchen Sie, ihre Bedeutung für Ihre eigene Situation zu erfassen.

Reflektieren Sie über Ihre eigene Situation: Stellen Sie sich während des Lesens der Ratschläge bewusst die Frage, wie Sie diese Ratschläge auf Ihre eigene Situation anwenden können. Überlegen Sie, welche Herausforderungen Sie aktuell erleben, welche Entscheidungen Sie treffen müssen oder welche Unsicherheiten Sie empfinden. Nehmen Sie sich Zeit, um darüber nachzudenken und Ihre Gedanken zu sortieren.

Identifizieren Sie konkrete Schritte: Betrachten Sie jeden Ratschlag im Kontext Ihrer eigenen Situation und identifizieren Sie konkrete Schritte, die Sie unternehmen können, um positive Veränderungen herbeizuführen oder mit Ihren Herausforderungen umzugehen. Fragen Sie sich, wie Sie die vorgeschlagenen Handlungsschritte in Ihrem Leben umsetzen können und welche Schritte Sie als Nächstes unternehmen möchten.

Priorisieren und planen Sie: Gehen Sie die identifizierten Schritte durch und priorisieren Sie sie entsprechend ihrer Relevanz und Dringlichkeit. Überlegen Sie, welche Schritte Sie zuerst angehen möchten und wie Sie sie in Ihren Alltag integrieren können. Erstellen Sie gegebenenfalls einen Plan oder eine To-do-Liste, um sich selbst zu organisieren und den Fortschritt zu verfolgen.

Dieser Schritt ermöglicht es Ihnen, die Ratschläge, die Sie ursprünglich für eine fiktive Person gegeben haben, auf sich selbst anzuwenden. Indem Sie sich in Ihre eigene Position versetzen und die Ratschläge auf Ihre eigene Situation reflektieren, können Sie wertvolle Erkenntnisse gewinnen und konkrete Handlungsschritte ableiten. Die identifizierten Schritte können Ihnen dabei helfen, positive Veränderungen herbeizuführen und Ihre persönlichen Herausforderungen zu bewältigen.

Schritt 6: Reflektieren Sie über die Erkenntnisse

Nehmen Sie sich Zeit, um über die Erkenntnisse nachzudenken, die Sie aus dieser Übung gewonnen haben. Überlegen Sie, wie Sie die Ratschläge, die Sie sich selbst gegeben haben, in die Praxis umsetzen können. Denken Sie darüber nach, welche Schritte Sie als Nächstes unternehmen möchten und wie Sie sich weiterentwickeln möchten.

Fragen Sie sich, wie Sie die Ratschläge umsetzen können: Reflektieren Sie darüber, wie Sie die Ratschläge, die Sie sich selbst gegeben haben, in die Praxis umsetzen können. Denken Sie darüber nach, welche konkreten Schritte Sie unternehmen können, um positive Veränderungen in Ihrer Situation herbeizuführen. Fragen Sie sich, welche Herausforderungen dabei auftreten könnten und wie Sie mit ihnen umgehen können. Nehmen Sie sich Zeit, um einen Plan oder eine To-do-Liste zu erstellen, die Ihnen dabei hilft, sich zu organisieren und den Fortschritt zu verfolgen. Beachten Sie dabei auch mögliche Hindernisse oder Widerstände und überlegen Sie, wie Sie mit ihnen umgehen können.

Denken Sie über Ihre Weiterentwicklung nach: Reflektieren Sie darüber, wie Sie sich durch diese Übung weiterentwickeln möchten. Überlegen Sie, welche Bereiche in Ihrem Leben Sie verbessern möchten und wie Sie sich selbst weiterentwickeln können. Seien Sie dabei offen für neue Möglichkeiten und Veränderungen, die sich aus den gewonnenen Erkenntnissen ergeben könnten.

Die reflektierende Phase ermöglicht es Ihnen, die Erkenntnisse zu vertiefen und einen klaren Plan für die Umsetzung der Ratschläge zu entwickeln. Indem Sie sich bewusst mit den gewonnenen Erkenntnissen auseinandersetzen und darüber nachdenken, wie Sie sie in Ihr Leben integrieren können, fördern Sie Ihre persönliche Entwicklung und Schritte hin zu positiven Veränderungen. Nehmen Sie sich die Zeit, diese Reflexion bewusst und mit Offenheit durchzuführen, um das Beste aus dieser Übung herauszuholen.

Diese Übung kann Ihnen dabei helfen, sich von Ihren eigenen Gedankenmustern zu lösen und neue Perspektiven einzunehmen. Oft erkennen wir dabei, dass wir bereits das Wissen und die Lösungen in uns tragen. Indem Sie sich vorstellen, anderen in Ihrer Situation Ratschläge zu geben, können Sie sich selbst ermutigen und neue Wege finden, um mit Ihren Herausforderungen umzugehen und persönliches Wachstum zu erreichen.

Die Übung hat erstaunlich positive Effekte auf Ihr Denken und Handeln. Es ist von großer Bedeutung, andere Standpunkte in Betracht zu ziehen und die Ermutigungen von anderen anzunehmen. Doch noch wichtiger ist es, dass Sie im Umgang mit sich selbst genauso liebevoll sind wie mit Ihrem besten Freund oder Ihrem Partner.

Indem Sie sich erlauben, sich in die Lage einer anderen Person zu versetzen, öffnen Sie Ihr Herz und Ihren Verstand für verschiedene Perspektiven. Sie treten aus Ihrer eigenen subjektiven Sichtweise heraus und betrachten die Situation aus einem neutraleren Blickwinkel. Das ermöglicht Ihnen, neue Lösungsansätze zu entdecken und frische Ideen zu entwickeln, die Sie zuvor vielleicht übersehen haben.

Die Auseinandersetzung mit den Problemen und Herausforderungen einer anderen Person erlaubt es Ihnen, Abstand zu gewinnen und eine gewisse Objektivität zu bewahren. Sie können Ihr eigenes Problem aus einer neutralen Position betrachten und objektivere Ratschläge formulieren. Dies eröffnet Ihnen die Möglichkeit, neue Einsichten und Lösungen zu finden, die Sie auf Ihre eigene Situation anwenden können.

Es ist wichtig, zu erkennen, dass Sie nicht allein sind. Oftmals neigen wir dazu, uns in unseren Gedanken und Ängsten zu verlieren, als ob wir die einzige Person mit solchen Herausforderungen wären. Doch die Realität ist, dass viele Menschen ähnliche Situationen durchleben oder bereits durchlebt haben. Indem Sie sich für die Ratschläge und Ermutigungen anderer öffnen, können Sie von ihrer Weisheit, Erfahrung und Perspektive profitieren. Es gibt so viel zu lernen und zu gewinnen, wenn wir uns für die Unterstützung anderer Menschen öffnen.

Darüber hinaus ist es von großer Bedeutung, dass Sie im Umgang mit sich selbst mitfühlend und liebevoll sind. Oftmals sind wir viel mit hart zu uns selbst und behandeln uns selbstkritisch und abwertend. Doch wie würden Sie mit Ihrem besten Freund oder Partner umgehen, wenn er in einer ähnlichen Situation wäre? Sie würden ihm mit Empathie und Verständnis begegnen, ihm Mut machen und ermutigende Worte finden. Warum sollten Sie sich selbst nicht genauso behandeln?

Indem Sie liebevoll und mitfühlend mit sich selbst umgehen, stärken Sie Ihr Selbstvertrauen und Selbstbewusstsein. Sie geben sich selbst die nötige Unterstützung und Bestärkung, um mit Ihren Herausforderungen umzugehen und positive Veränderungen herbeizuführen. Sie verdienen es, mit Freundlichkeit und Wertschätzung behandelt zu werden, genauso wie jeder andere Mensch.

Also erlauben Sie sich, andere Standpunkte einzunehmen, nehmen Sie die Ermutigungen und Ratschläge anderer an und seien Sie im Umgang mit sich selbst liebevoll und mitfühlend.

Diese Haltung wird Ihnen helfen, neue Perspektiven zu gewinnen, sich selbst besser zu verstehen und in einer positiven Weise mit Stress und Überdenken umzugehen. Sie haben die Fähigkeit, Ihre eigenen Ressourcen zu mobilisieren und die Veränderungen anzustoßen, die Sie sich wünschen. Vertrauen Sie sich selbst und seien Sie selbst Ihr bester Ratgeber.

10 – Körperliche Übungen: Vom Denken zum Handeln

Neben den mentalen Übungen gibt es auch körperlich aktive Übungen, die Ihnen helfen können, Überdenken zu stoppen, besser mit Stress umzugehen und ein allgemein positiveres Selbstbild zu gestalten.

Wir alle haben Zeiten erlebt, in denen wir uns in endlosen Gedankenschleifen verfangen, uns Sorgen machen und uns in negativen Denkmustern gefangen fühlen. Diese Gedanken können uns lähmen und uns daran hindern, vorwärtszukommen. Doch es gibt Möglichkeiten, diesen Teufelskreis zu durchbrechen und zum Handeln überzugehen.

Eine der effektivsten Methoden besteht darin, unsere Gedanken aufzuschreiben. Indem wir unsere Gedanken und Sorgen auf Papier bringen, geben wir ihnen eine Form und einen Ausdruck. Dadurch werden sie greifbarer und leichter zu handhaben. Das Aufschreiben ermöglicht es uns, unsere Gedanken zu analysieren, Klarheit zu gewinnen und potenzielle Lösungen zu erkennen. Es ist ein Akt des Loslassens und der Befreiung von belastenden Gedanken, der uns dabei unterstützt, uns auf das Hier und Jetzt zu konzentrieren und aktiv nach Lösungen zu suchen.

Ein weiterer wichtiger Ansatz besteht darin, sich mutig seinen Ängsten zu stellen. Ängste können uns oft davon abhalten, neue Wege zu gehen, und uns in unserer Komfortzone gefangen halten. Indem wir jedoch bewusst aus unserer Komfortzone heraustreten und uns unseren Ängsten stellen, gewinnen wir an Selbstvertrauen und erweitern unseren Handlungsspielraum. Es ist wichtig, zu erkennen, dass Ängste oft irrational sind und uns daran hindern, unser volles Potenzial zu entfalten. Durch das aktive Überwinden unserer

Ängste können wir neue Erfahrungen machen, wachsen und uns persönlich weiterentwickeln.

Zusätzlich ist es hilfreich, bewusst aus unserem gedanklichen Kreislauf auszubrechen und aktiv etwas zu tun, das uns Freude bereitet oder uns ablenkt. Dies kann beispielsweise das Ausüben einer kreativen Tätigkeit wie Malen oder Musizieren sein, das Lesen eines spannenden Buches, das Treffen mit Freunden oder das Ausprobieren neuer Hobbys. Indem wir uns bewusst für solche Aktivitäten entscheiden, schaffen wir Raum für positive Emotionen und lenken unsere Aufmerksamkeit weg von belastenden Gedanken. Es ermöglicht uns, den Moment zu genießen und neue Perspektiven zu gewinnen.

Letztendlich geht es darum, sich selbst mit Liebe und Mitgefühl zu behandeln. Oft neigen wir dazu, uns selbst strenger zu be- und verurteilen und kritischer zu sein als bei anderen Menschen. Wenn Sie sich jedoch bewusst daran erinnern, dass Sie genauso liebevoll und unterstützend mit sich selbst umgehen sollten wie mit Ihrem besten Freund oder Partner, schaffen Sie eine positive und förderliche innere Umgebung. Dies beinhaltet, sich selbst zu ermutigen, sich selbst zu akzeptieren und sich selbst zu erlauben, Fehler zu machen und sich weiterzuentwickeln. Indem Sie sich selbst liebevoll behandeln, schaffen Sie die Grundlage für positives Denken und Handeln.

Ablenkung durch Sport

Wenn Sie das Überdenken stoppen und wieder klarere Gedanken fassen möchten, kann die Ablenkung durch Sport eine äußerst effektive Methode sein. Körperliche Aktivität ermöglicht es Ihnen, Ihren Geist von belastenden Gedanken zu befreien, Stress abzubauen und sich auf das Hier und Jetzt zu konzentrieren. Durch Sport können Sie Ihren Fokus auf Ihre körperlichen Empfindungen und Bewegungen lenken, was dazu führt, dass Sie sich weniger auf negative Gedanken konzentrieren.

Um die Ablenkung durch Sport als Methode zur Bewältigung von Überdenken einzusetzen, ist es wichtig, dass Sie eine regelmäßige Routine entwickeln. Eine konsequente sportliche Aktivität ermöglicht es Ihnen, die positiven Auswirkungen auf Ihre geistige Gesundheit kontinuierlich zu erleben. Wählen Sie eine Aktivität, die Ihnen Freude bereitet und die Sie gerne ausüben. Das kann Laufen, Schwimmen, Radfahren, Yoga oder eine andere Sportart sein, die Sie begeistert und motiviert.

Um eine langfristige sportliche Routine zu entwickeln, ist es ratsam, sich realistische Ziele zu setzen und einen Plan zu erstellen. Beginnen Sie mit kleinen Schritten und steigern Sie Ihre Aktivität allmählich. Sie müssen sich nicht von Anfang an überfordern, sondern geben Sie sich selbst die Möglichkeit, sich anzupassen und zu wachsen. Sie könnten sich zum Beispiel vornehmen, zweimal pro Woche für 30 Minuten sportlich aktiv zu sein und dann nach einigen Wochen auf drei- bis viermal pro Woche zu steigern.

Es kann außerdem hilfreich sein, sich einen Trainingspartner oder eine Trainingsgruppe zu suchen. Gemeinsames Training ist nicht nur oft motivierender, sondern bietet auch soziale Interaktion und Unterstützung. Wenn Sie sich mit anderen austauschen und gemeinsam Ziele verfolgen, fühlen Sie sich weniger allein und haben eine größere Verpflichtung, Ihre sportliche Routine einzuhalten.

Integrieren Sie Ihre sportliche Aktivität in Ihren Alltag, damit Sie sie langfristig aufrechterhalten können. Planen Sie feste Zeiten für Ihr Training ein und machen Sie es zu einer Priorität. Betrachten Sie es als einen festen Bestandteil Ihres Tages oder Ihrer Woche, ähnlich wie andere Verpflichtungen oder Termine. Wenn Sie Ihre sportliche Aktivität fest in Ihren Alltag integrieren, wird es leichter, sie regelmäßig auszuüben.

Denken Sie daran, dass körperliche Aktivität nicht immer intensives Training sein muss. Selbst leichte Bewegung wie Spazierengehen, Tanzen oder Yoga kann positive Auswirkungen auf Ihre geistige Gesundheit haben. Wichtig ist, dass Sie eine Aktivität finden, die Ihnen Freude bereitet und die Sie regelmäßig ausüben können.

Seien Sie sich bewusst, dass der Zweck der sportlichen Aktivität nicht darin besteht, perfekt zu sein oder bestimmte Ziele zu erreichen. Es geht darum, sich zu bewegen, Spaß zu haben und für Ihr Wohlbefinden zu sorgen. Wenn Sie regelmäßig sportlich aktiv sind, werden Sie feststellen, dass Sie sich nach den Trainingseinheiten erfrischt, entspannter und fokussierter fühlen. Sie werden in der Lage sein, das Überdenken zu stoppen und klarere Gedanken zu fassen, was zu einer insgesamt verbesserten geistigen Gesundheit führt.

Sie werden überrascht sein, wie viel Einfluss Sport auf Ihre mentale Gesundheit haben kann. Die positiven Aspekte des Sports gehen weit über die körperlichen Vorteile hinaus. Wenn Sie sich auf körperliche Aktivitäten einlassen, werden Sie feststellen, dass Sie nicht nur Ihren Körper stärken, sondern auch Ihren Geist.

Indem Sie sich körperlich betätigen, setzt Ihr Körper Endorphine frei, die als natürliche Stressbekämpfer fungieren. Diese Hormone vermitteln ein Gefühl der Entspannung und des Wohlbefindens. Beim Sport können Sie sich auf Ihre Bewegungen und den Rhythmus Ihres Körpers konzentrieren, was Ihnen dabei helfen wird, negative Gedanken und Überdenken loszulassen.

Dazu kommt, dass jede körperliche Aktivität einen positiven Einfluss auf Ihre Stimmung hat. Durch Sport werden chemische Veränderungen im Gehirn ausgelöst, die zu einer verbesserten Stimmung und einem Gefühl von Euphorie führen können. Sie werden feststellen, dass Sie nach dem Sport mehr Energie und eine positivere Einstellung haben und auf Dauer auch Ihr Selbstvertrauen gestärkt wird. Wenn Sie regelmäßig trainieren und Fortschritte in Ihrer körperlichen Leistungsfähigkeit sehen, werden Sie das Gefühl haben, dass Sie Herausforderungen meistern können. Dieses gestärkte Selbstvertrauen überträgt sich auch auf andere Bereiche Ihres Lebens und hilft Ihnen, besser mit Unsicherheiten und Ängsten umzugehen.

Es kann dabei auch sehr hilfreich sein, Ihre Leistungen und Erfolge beim Sport aufzuschreiben. Halten Sie fest, welche Ziele Sie erreicht haben, wie weit Sie sich verbessert haben oder welche neuen Übungen Sie gemeistert haben. Das Aufschreiben Ihrer Erfolge hilft Ihnen, Ihre Fortschritte zu erkennen und sich daran zu erinnern, was Sie bereits erreicht haben. Dies kann Ihnen zusätzliche Motivation geben, dranzubleiben und sich weiterzuentwickeln.

Damit Sie eine Routine aufbauen können, sollten Sie jede Woche Zeit für Sport einplanen und diese Verpflichtung ernst nehmen. Setzen Sie sich feste Zeiten für Ihre sportlichen Aktivitäten und behandeln Sie sie wie wichtige Termine, denen Sie sich verpflichtet fühlen. Indem Sie Sport zur festen Routine machen, nehmen Sie sich selbst in die Verantwortung und sorgen dafür, dass Sie regelmäßig Zeit für sich und Ihre mentale Gesundheit haben.

Wenn Sie diese positiven Aspekte des Sports nutzen und sich regelmäßig körperlich betätigen, werden Sie nicht nur einen positiven Einfluss auf Ihre mentale Gesundheit erfahren, sondern auch von den körperlichen Vorteilen wie erhöhter Fitness und einem gestärkten Immunsystem profitieren.

Denken Sie daran, dass Sie Ihren eigenen Rhythmus finden und immer auf Ihren Körper hören sollten. Passen Sie Ihr Training an Ihre individuellen Bedürfnisse und Grenzen an. Seien Sie geduldig mit sich selbst und erkennen Sie die Fortschritte an, die Sie machen. Mit der Zeit werden Sie feststellen, wie die Ablenkung durch Sport Ihnen hilft, das

Überdenken zu stoppen und wieder klarere Gedanken zu fassen, was zu einem insgesamt positiven und ausgeglichenen Lebensstil beiträgt.

Widmen Sie dem Überdenken Zeit

Es klingt vielleicht kontraproduktiv, doch manchmal kann es sehr hilfreich sein, wenn man dem Überdenken seinen eigenen Zeitraum gibt. Anstatt sich komplett dagegen zu wehren, kann es stattdessen äußerst hilfreich sein, dem Überdenken einen speziellen Zeitraum in der Woche zu widmen. Indem Sie bewusst Zeit für das Überdenken reservieren, geben Sie sich die Möglichkeit, Ihre Gedanken und Sorgen gezielt anzugehen und sie nicht unkontrolliert in Ihrem Alltag zu dominieren.

Dadurch schaffen Sie einen Rahmen, in dem Sie bewusst über Ihre Gedanken und Sorgen nachdenken können. Statt sich ständig von ihnen ablenken zu lassen, können Sie sie gezielt ansprechen und nach Lösungen suchen. Dies ermöglicht eine konstruktive Verarbeitung und hilft Ihnen, Klarheit zu gewinnen.

Während dieses ganz speziellen Zeitraums können Sie bewusst loslassen und sich auf Ihre Gedanken konzentrieren, ohne dass sie Ihren Alltag beeinträchtigen. Sie geben sich damit die Erlaubnis, sich intensiv mit Ihren Sorgen auseinanderzusetzen, ohne dass sie Sie den Rest der Woche belasten. Dies ermöglicht es Ihnen unter der Woche, sich auf andere Aspekte Ihres Lebens zu konzentrieren und produktiver zu sein.

Indem Sie einen festen Zeitraum für das Überdenken festlegen, schaffen Sie eine Struktur und Ordnung in Ihrem Denkprozess. Sie können zum Beispiel jeden Sonntagabend eine Stunde für das Überdenken reservieren. Während dieser Zeit können Sie Ihre Gedanken aufschreiben, reflektieren und mögliche Lösungen erkunden. Dies hilft Ihnen, den Überblick zu behalten und sich nicht von unkontrollierten Gedankenstrudeln überwältigen zu lassen.

Der spezielle Zeitraum für das Überdenken ermöglicht es Ihnen, sich aktiv mit Ihren Sorgen auseinanderzusetzen und nach Lösungen zu suchen. Sie können Strategien entwickeln, um mit bestimmten Herausforderungen umzugehen, oder alternative Perspektiven einnehmen, um neue Einsichten zu gewinnen. Dies fördert eine proaktive Herangehensweise an Probleme und hilft Ihnen, effektivere Lösungen zu finden.

Durch die gezielte Reservierung eines Zeitraums für das Überdenken entlasten Sie Ihren Geist von konstantem Grübeln und Sorgen. Während des Rests der Woche können Sie sich bewusst auf andere Aufgaben und Aktivitäten konzentrieren, ohne ständig von überwältigenden Gedanken abgelenkt zu werden. Dies ermöglicht eine bessere Fokussierung, Kreativität und Produktivität in anderen Bereichen Ihres Lebens.

Um von dieser Strategie zu profitieren, sollten Sie einen konkreten Zeitraum in der Woche auswählen, der für Sie gut funktioniert. Planen Sie ihn bewusst ein und behandeln Sie ihn als wichtigen Termin, dem Sie sich verpflichtet fühlen. Während dieser Zeit können Sie aktiv überdenken, aber achten Sie darauf, dass Sie sich nicht in endloses Grübeln verlieren. Ziel ist es, produktiv mit Ihren Gedanken umzugehen und positive Veränderungen herbeizuführen. Indem Sie Ihre Erfahrungen und Fortschritte aufschreiben, können Sie auch über einen längeren Zeitraum hinweg Veränderungen festhalten und Ihren Fortschritt verfolgen. Denken Sie daran, dass der spezielle Zeitraum Ihnen helfen soll, sich nicht von Ihren Gedanken beherrschen zu lassen. Es ist wichtig, auch außerhalb dieses Zeitraums bewusst im Hier und Jetzt zu leben, und sich auf positive Aktivitäten zu konzentrieren. Indem Sie sich Zeit für das Überdenken geben, aber auch klare Grenzen setzen, können Sie einen gesunden

Umgang mit Ihren Gedanken entwickeln und wieder mehr Raum für Freude und Erfüllung in Ihrem Leben schaffen.

Schreiben und Verarbeiten

Das Aufschreiben von Gefühlen und Gedanken kann eine äußerst wirksame Methode sein, um das Überdenken zu verbessern und einen klaren Kopf zu bekommen. Indem Sie Ihre Gedanken auf Papier bringen, schaffen Sie einen Raum, um sie zu reflektieren, zu analysieren und zu verarbeiten. Hier sind einige Gründe, warum das Aufschreiben von Gefühlen und Gedanken so effektiv ist:

Unsere Gedanken können oft wie ein wilder Sturm in unserem Kopf wirken - chaotisch, verwirrend und schwer zu greifen. Indem Sie jedoch Ihre Gedanken aufschreiben, können Sie diesen Sturm beruhigen und eine klare Sicht auf das bekommen, was in Ihrem Inneren vor sich geht.
Das Aufschreiben zwingt Sie dazu, Ihre Gedanken zu organisieren und sie klar und deutlich zu formulieren. Wenn Sie versuchen, Ihre Gedanken auf Papier zu bringen, werden Sie merken, dass Sie gezwungen sind, sie zu strukturieren und zu ordnen. Dieser Prozess ermöglicht es Ihnen, einen besseren Überblick über Ihre Gedanken zu bekommen und Zusammenhänge zwischen ihnen zu erkennen.

Indem Sie Ihre Gedanken aufschreiben, werden Sie feststellen, dass Sie Gedankenmuster erkennen, die Ihnen zuvor vielleicht nicht bewusst waren. Sie werden wiederkehrende Themen, Ideen oder Überlegungen identifizieren können, die in Ihrem Denken eine Rolle spielen. Diese Muster können Ihnen helfen, die zugrunde liegenden Ursachen Ihres Überdenkens zu verstehen und gezielt an ihnen zu arbeiten.

Darüber hinaus ermöglicht Ihnen das Aufschreiben, Logiklücken in Ihren Gedanken zu identifizieren. Wenn Sie Ihre Gedanken klar und präzise aufschreiben, werden Sie möglicherweise feststellen, dass einige Ihrer Überlegungen gar nicht zusammenpassen oder sogar widersprüchlich sind. Dieses Erkennen von Logiklücken hilft Ihnen dabei, Ihre Gedanken kritisch zu hinterfragen und mögliche Denkfehler zu erkennen.

Das Aufschreiben Ihrer Gedanken kann ebenfalls dabei helfen, eine Struktur in Ihr Denken zu bringen. Indem Sie Ihre Gedanken in geordnete Sätze und Absätze einteilen, schaffen Sie eine klare Darstellung Ihrer inneren Welt. Dies kann zur Folge haben, dass Sie Ihre Gedanken besser verstehen und anderen Personen verständlicher vermitteln können, falls Sie möchten.

Letztendlich ermöglicht Ihnen das Aufschreiben Ihrer Gedanken, Klarheit zu schaffen und eine innere Ordnung herzustellen. Es hilft Ihnen, Ihre Gedanken zu strukturieren, Zusammenhänge zu erkennen und Logiklücken zu identifizieren. Dieser Prozess unterstützt Sie dabei, Ihr Überdenken zu reduzieren und einen klaren Kopf zu bekommen, der Ihnen hilft, Entscheidungen zu treffen und in herausfordernden Situationen ruhiger zu reagieren.

Das Aufschreiben von Gefühlen ermöglicht eine tiefere emotionale Verarbeitung und kann eine transformative Wirkung auf Ihr emotionales Wohlbefinden haben. Indem Sie Ihre Gefühle in Worte fassen, verleihen Sie ihnen eine Form und einen Ausdruck. Dieser Prozess erlaubt es Ihnen, sich intensiver mit Ihren Emotionen auseinanderzusetzen und sie bewusst wahrzunehmen.

Wenn Sie Ihre Emotionen aufschreiben, geben Sie ihnen eine Stimme. Sie verleihen ihnen einen Raum, in dem sie gehört werden können. Dadurch werden Ihre Gefühle greifbarer und verständlicher. Sie können ihre Nuancen erkennen und sie besser benennen. Indem Sie sie in Worte kleiden, schaffen Sie eine Verbindung zwischen Ihrem inneren Erleben und der äußeren Welt.

Das Aufschreiben Ihrer Gefühle erlaubt es Ihnen, sich von ihnen zu distanzieren und sie objektiver zu betrachten. Es eröffnet die Möglichkeit, über Ihre Emotionen zu reflektieren und ihre Ursachen und Auslöser besser zu verstehen. Sie können Zusammenhänge erkennen und sich bewusstwerden, wie bestimmte Situationen oder Gedanken Ihre Emotionen beeinflussen.

Das Aufschreiben von Gefühlen dient auch als Ventil für Ihre Emotionen. Es ermöglicht Ihnen, Ihre Gefühle auszudrücken, selbst wenn Sie mit niemandem darüber sprechen können oder möchten. Sie können sie auf das Papier bringen, ohne Sorge vor Urteilen oder Konsequenzen zu haben. Das Schreiben wird zu einem sicheren Raum, in dem Sie Ihre Gefühle ohne Einschränkungen zum Ausdruck bringen können.

Durch das Aufschreiben Ihrer Gefühle erleben Sie eine Entlastung und einen Befreiungseffekt. Es ist, als ob Sie die emotionale Last von Ihren Schultern nehmen und sie auf das Papier übertragen. Damit befreien Sie sich von innerem Druck und Spannungen. Dieser Prozess kann zu einem tieferen emotionalen Wohlbefinden führen und Ihnen dabei helfen, eine positive und gesunde Beziehung zu Ihren Emotionen aufzubauen.

Das Aufschreiben von Gefühlen kann ebenso dabei helfen, im Laufe der Zeit verschiedene Muster und Veränderungen zu erkennen. Indem Sie regelmäßig Ihre Gefühle aufschreiben, schaffen Sie eine Art emotionales Tagebuch. Sie können zurückblicken und erkennen, wie sich Ihre Gefühle im Verlauf der Zeit verändert haben. Dieses Bewusstsein ermöglicht es Ihnen, emotionale Muster zu identifizieren und gezielt an ihnen zu arbeiten.

Wenn Sie Ihre Gedanken aufschreiben, schaffen Sie eine gewisse Distanz zu ihnen und betrachten sie eher als externe Informationen. Dieser Perspektivwechsel ermöglicht es Ihnen, objektiver auf Ihre Gedanken zu blicken und sie weniger stark zu bewerten. Sie erkennen, dass Ihre Gedanken nicht zwangsläufig die Realität widerspiegeln oder absolute Wahrheiten sind, sondern dass sie subjektiv und veränderbar sind.

Indem Sie Ihre Gedanken auf Papier bringen, transformieren Sie sie von unkontrollierten inneren Monologen zu greifbaren, sichtbaren Worten. Dies erlaubt es Ihnen, einen Schritt zurückzutreten und sie mit einem gewissen Abstand zu betrachten. Sie erkennen, dass Sie nicht vollständig mit Ihren Gedanken identifiziert sind und dass Sie eine gewisse Kontrolle über sie haben. Dadurch entsteht ein Raum der Reflexion, in dem Sie Ihre Gedanken analysieren und hinterfragen können.

Die Distanzierung von Ihren Gedanken eröffnet Ihnen die Möglichkeit, ihre Glaubwürdigkeit und ihren Einfluss auf Ihr Denken und Handeln zu hinterfragen. Sie erkennen, dass nicht jeder Gedanke eine absolute Wahrheit ist und dass Sie die Freiheit haben, Ihre Gedanken zu verändern oder alternative Perspektiven einzunehmen. Sie werden sich bewusst, dass Sie nicht Sklave Ihrer Gedanken sind, sondern dass Sie sie aktiv lenken und steuern können.

Das Aufschreiben Ihrer Gedanken ermöglicht es Ihnen auch, Muster und Zusammenhänge zwischen Ihren Gedanken zu erkennen. Indem Sie sie sichtbar machen, können Sie Verbindungen zwischen verschiedenen Gedankensträngen erkennen und ihre Ursprünge verstehen. Sie werden sich bewusst, welche Denkmuster Sie möglicherweise einschränken oder negative Gedankenmuster verstärken. Diese Erkenntnis eröffnet Ihnen die Möglichkeit, diese Muster zu verändern und konstruktivere Gedankenwege einzuschlagen.

Wenn Sie Ihre Gedanken aufschreiben, eröffnet sich Ihnen die Chance, Probleme gründlich zu analysieren und nach Lösungen zu suchen. Indem Sie Ihre Gedanken in schriftlicher Form festhalten, schaffen Sie einen Raum für eine systematische Herangehensweise an die Herausforderungen, denen Sie gegenüberstehen. Dies ermöglicht es Ihnen, eine klare und strukturierte Betrachtungsweise einzunehmen und das Problem aus verschiedenen Blickwinkeln zu betrachten.

Das Aufschreiben Ihrer Gedanken kann sie dabei ermutigen, verschiedene Perspektiven einzunehmen und alternative Lösungsansätze zu erkunden. Indem Sie Ihre Ideen und mögliche Lösungswege niederschreiben, erweitern Sie Ihr Denken und öffnen sich für neue Möglichkeiten. Sie schaffen Raum für Kreativität und Innovationsgeist, indem Sie sich nicht nur auf das Problem selbst, sondern auch auf potenzielle Lösungen konzentrieren.

Das schriftliche Festhalten Ihrer Gedanken ermöglicht es Ihnen, einen Perspektivenwechsel vorzunehmen und sich in die Lage anderer Personen hineinzuversetzen. Indem Sie verschiedene Standpunkte und Sichtweisen einnehmen, erweitern Sie Ihr Verständnis für das Problem und erhalten neue Einsichten. Sie können alternative Lösungsansätze durchdenken und die potenziellen Auswirkungen jeder Option reflektieren. Dieser Perspektivenwechsel kann es Ihnen erleichtern, festgefahrene Denkmuster zu durchbrechen und innovative Lösungen zu finden.

Das Aufschreiben Ihrer Gedanken ermöglicht es Ihnen auch, einen Überblick über die einzelnen Schritte und Maßnahmen zu behalten, die Sie zur Problemlösung ergreifen möchten. Sie können Ihre Gedanken in geordneter Form strukturieren und einen Aktionsplan entwickeln. Durch das Festhalten Ihrer Lösungsansätze werden Sie dazu ermutigt, sie aktiv zu verfolgen und umzusetzen.

Darüber hinaus bietet ein solches Aufschreiben eine Art von externem Feedback. Wenn Sie Ihre Ideen und Lösungsansätze auf Papier bringen, haben Sie die Möglichkeit, sie zu reflektieren und zu überprüfen. Sie können Ihre Gedanken auf Richtigkeit, Konsistenz und Praktikabilität prüfen. Dies ermöglicht es Ihnen, kritisch zu denken und gegebenenfalls Anpassungen vorzunehmen, um Ihre Lösungsstrategie zu verbessern.

Wenn Sie regelmäßig Ihre Gedanken und Gefühle aufschreiben, schaffen Sie eine Möglichkeit, Ihren Fortschritt und Ihre Entwicklung im Umgang mit dem Überdenken zu dokumentieren. Diese schriftliche Aufzeichnung dient als wertvolle Ressource, um Ihre Reise der mentalen Stärke und des bewussten Denkens nachzuverfolgen.

Indem Sie Ihre Einträge von Zeit zu Zeit durchlesen, erhalten Sie einen Rückblick auf vergangene Situationen und erkennen, wie sich Ihre Denkmuster im Laufe der Zeit verändert haben. Sie können Ihre Fortschritte und Erfolge deutlich erkennen und spürbar machen. Das Aufschreiben ermöglicht es Ihnen, zu sehen, wie Sie sich entwickelt haben und wie Sie gelernt haben, mit dem Überdenken umzugehen.

Die Dokumentation Ihrer Gedanken und Gefühle schafft eine Erinnerung an Ihre Erfahrungen und zeigt Ihnen, wie weit Sie schon gekommen sind. Wenn Sie Ihre alten Einträge lesen, werden Sie feststellen, dass Sie bestimmte Denkmuster überwunden, negative Gedanken hinter sich gelassen und neue Strategien entwickelt haben, um mit dem Überdenken umzugehen. Dies kann Ihnen ein Gefühl der Stärke und des Stolzes vermitteln, da Sie erkennen, wie viel Sie bereits erreicht haben.

Die schriftliche Dokumentation Ihres Fortschritts dient ebenfalls als Motivation, weiterhin aktiv an Ihrer mentalen Gesundheit zu arbeiten. Wenn Sie Ihre vergangenen Einträge lesen, können Sie die positiven Veränderungen in Ihrem Denken und Verhalten sehen. Sie werden daran erinnert, dass Sie bereits in der Lage waren, das Überdenken zu bewältigen und dass Sie die Fähigkeit haben, weiterhin daran zu arbeiten und sich zu verbessern. Dies ermutigt Sie hoffentlich, kontinuierlich an Ihrem geistigen Wohlbefinden zu arbeiten und sich selbst weiterzuentwickeln.

Darüber hinaus bietet die Dokumentation Ihres Fortschritts eine Möglichkeit, Muster und Zusammenhänge zu erkennen. Sie können erkennen, welche Strategien oder Techniken besonders effektiv waren und welche Bereiche noch verbessert werden können. Durch das Bewusstsein für diese Muster können Sie gezielte Anpassungen vornehmen und Ihre Herangehensweise weiter optimieren.

Um das Aufschreiben von Gefühlen und Gedanken effektiv zu nutzen, ist es hilfreich, eine gewisse Routine zu entwickeln. Planen Sie regelmäßige Zeiten ein, in denen Sie Ihre Gedanken aufschreiben, sei es täglich oder wöchentlich. Schaffen Sie eine ruhige und entspannte Atmosphäre, in der Sie sich wohl fühlen und sich auf das Schreiben konzentrieren können. Sie können ein Tagebuch, einen Notizblock oder eine digitale Plattform verwenden - wählen Sie einfach das Medium, das am besten zu Ihnen passt.

Beim Aufschreiben sollten Sie absolut ehrlich und authentisch sein. Lassen Sie Ihre Gedanken frei fließen, ohne sie zu zensieren oder zu be- oder verurteilen. Schreiben Sie ohne Unterbrechung und lassen Sie Ihre inneren Gedankenströme einfach auf das Papier fließen. Sie können auch spezifische Fragen stellen oder sich Themen überlegen, über die Sie schreiben möchten, um Ihre Gedanken zu lenken.

Zusätzlich zum Aufschreiben von Gedanken und Gefühlen können Sie auch Erfolge, Erkenntnisse und positive Veränderungen festhalten. Notieren Sie, was Ihnen geholfen hat, das Überdenken zu reduzieren oder wie Sie mit bestimmten Situationen umgegangen sind. Dies gibt Ihnen einen positiven Fokus und erinnert Sie daran, dass Sie Fortschritte machen.

Denken Sie daran, dass das Aufschreiben von Gedanken und Gefühlen ein persönlicher Prozess ist und jeder Mensch seine eigene Herangehensweise finden sollte. Experimentieren Sie mit verschiedenen Methoden und finden Sie heraus, was für Sie am besten funktioniert. Das Wichtigste ist, dass Sie sich Zeit nehmen, sich selbst besser zu verstehen, Ihr Überdenken zu reduzieren und einen klaren und ruhigen Geist zu entwickeln.

Angst überwinden

Angst ist eine mächtige Emotion, die Sie in vielen Situationen des Lebens begleitet. Sie ist ein natürlicher Teil des menschlichen Lebens und tritt oft dann auf, wenn Sie sich unsicher oder bedroht fühlen. Angst kann Sie warnen und schützen, aber sie kann auch zu einer Hürde werden, wenn sie Sie davon abhält, sich weiterzuentwickeln und Ihre Ziele zu verfolgen.

Wenn es um das Überdenken geht, ist Angst oft der Auslöser oder der erste Schritt in diesem Teufelskreis. Es beginnt mit einem Gedanken oder einer Situation, die Unsicherheit oder Sorgen hervorruft. Diese Unsicherheit kann zu Ängsten führen, die Sie dann dazu bringen, immer wieder darüber nachzudenken. Sie versuchen, mögliche Szenarien durchzuspielen und nach Lösungen zu suchen, um sich vor potenziellen negativen Folgen zu schützen.

Die Angst verstärkt das Überdenken, da sie Ihre Gedanken in eine negative Spirale zieht. Sie stellen sich verschiedene Szenarien vor, beispielsweise der schlimmste Fall, der eintreten kann, und beginnen, sich auf mögliche Probleme oder Hindernisse zu konzentrieren. Dabei verlieren Sie oft den Blick für die Realität und bewegen sich weiter weg von einer konstruktiven Lösungsfindung.

Es ist wichtig, zu verstehen, dass Angst oft auf irrationalen Annahmen oder Sorgen basiert. Sie spiegelt nicht immer die Realität wider, sondern Ihre Wahrnehmung und Interpretation der Situation. Indem Sie sich dieser Angst bewusstwerden und sie erkennen, können Sie den ersten Schritt machen, um sie zu überwinden und das Überdenken zu stoppen.
Es ist hilfreich, zu erkennen, dass Ängste normal sind und dass Sie nicht allein sind. Viele Menschen kämpfen mit ähnlichen Ängsten und Unsicherheiten. Indem Sie sich mit anderen austauschen und Unterstützung suchen, können Sie erkennen, dass Sie nicht allein sind und dass es Möglichkeiten gibt, mit Ihren Ängsten umzugehen.

Das Überwinden von Ängsten und Befürchtungen ist ein wichtiger Schritt, um ihnen den Raum und die Macht beim Überdenken zu nehmen. Damit Sie Ihre Ängste rational sehen können, gibt es einige wichtige Punkte, über die Sie sich im Klaren sein sollten.

Der erste Schritt besteht darin, Ihre Ängste bewusst zu erkennen und sie zu benennen. Nehmen Sie sich Zeit, um darüber nachzudenken, welche Ängste und Befürchtungen Sie belasten und das Überdenken auslösen. Schreiben Sie sie auf, um sie greifbar zu machen.

Dabei sollten Sie sich aber auch immer selbst fragen, ob Ihre Ängste rational sind oder ob sie auf irrationalen Annahmen oder Sorgen basieren. Überprüfen Sie, ob es konkrete Beweise oder Erfahrungen gibt, die Ihre Ängste unterstützen oder widerlegen. Oftmals stellen wir fest, dass unsere Ängste übertrieben oder unbegründet sind, wenn wir sie kritisch hinterfragen.

Stellen Sie sich auch die Frage, ob es Beispiele aus der Vergangenheit gibt, in denen Ihre Ängste widerlegt wurden oder in denen Sie erfolgreich mit ähnlichen Situationen umgegangen sind. Suchen Sie nach Beweisen dafür, dass Sie in der Lage sind, mit Herausforderungen umzugehen und dass Ihre Ängste möglicherweise übertrieben sind.

Um Ihre Ängste anschließend zu überwinden, ist es wichtig, eine unterstützende Umgebung zu schaffen. Suchen Sie nach Menschen, die Sie ermutigen, ermutigen Sie sich selbst und umgeben Sie sich mit positiven Einflüssen. Vermeiden Sie es dabei vor allem, sich mit Menschen oder Situationen zu umgeben, die Ihre Ängste verstärken könnten.

Der beste Weg, Ihre Ängste zu überwinden, ist oft, sich ihnen schrittweise zu stellen. Beginnen Sie mit kleinen Schritten und gehen Sie langsam voran. Setzen Sie sich bewusst Situationen aus, die Ihre Ängste auslösen, und beobachten Sie, wie Sie sich dabei fühlen. Mit der Zeit werden Sie feststellen, dass Sie in der Lage sind, Ihre Ängste zu bewältigen und dass sie an Macht verlieren.

Bei Ihren Schritten sollten Sie Entspannungstechniken wie tiefe Atmung, Meditation, Yoga oder progressive Muskelentspannung mit einbinden. All das kann Ihnen helfen, Ihre Ängste zu reduzieren und Sie zu beruhigen. Diese Techniken können dazu beitragen, Stress abzubauen und Sie in Momenten der Angst zu zentrieren.

Abschließend sollten Sie nicht vergessen, sich selbst zu belohnen. Jedes Mal, wenn Sie sich Ihren Ängsten stellen und sie überwinden, belohnen Sie sich selbst. Erkennen Sie Ihre Erfolge an und ermutigen Sie sich, weiterhin mutig zu sein. Dies stärkt Ihr Selbstvertrauen und motiviert Sie, auch zukünftig Ängste zu überwinden.

Das Überwinden von Ängsten erfordert Zeit, Geduld und Übung. Indem Sie sich bewusst mit Ihren Ängsten auseinandersetzen und aktiv an ihrer Bewältigung arbeiten, werden Sie allmählich die Kontrolle über Ihre Ängste zurückgewinnen und ihnen den Raum und die Macht beim Überdenken nehmen. Seien Sie geduldig mit sich selbst und erkennen Sie jeden Schritt in Richtung einer angstfreieren Zukunft an.

11 – Praktische Übungen: Psychologisch reagieren

Das Stoppschild

Stellen Sie sich vor, Sie befinden sich in einer Situation, in der Sie merken, dass Sie ins Überdenken geraten. Ihre Gedanken kreisen immer wieder um das gleiche Thema, Sie grübeln und kommen einfach nicht zu einer Lösung oder zu einem klaren Gedanken. In solchen Momenten kann die Visualisierung eines Stoppschildes eine äußerst hilfreiche Methode sein, um das Überdenken zu aufzuhalten.

Ein Stoppschild ist ein starkes Symbol, das wir alle kennen. Es signalisiert uns, dass wir innehalten und stehenbleiben sollen. Es erinnert uns daran, dass es an der Zeit ist, uns bewusst zu werden, dass wir uns in einer Gedankenspirale befinden.

Wenn Sie das Stoppschild visualisieren, schaffen Sie eine visuelle Repräsentation dieses Symbols in Ihrem Geist. Sie sehen das rote Schild vor sich, mit den großen weißen Buchstaben "STOP". Indem Sie dieses Bild in Ihrem Kopf haben, senden Sie eine klare Botschaft an Ihr Gehirn, dass es an der Zeit ist, das Überdenken zu stoppen.

Die Visualisierung des Stoppschildes kann auf verschiedene Weisen wirken.
Stellen Sie sich vor, Sie befinden sich in einem Zustand des Überdenkens. Ihre Gedanken kreisen immer wieder um das gleiche Thema, und Sie kommen einfach nicht aus diesem Gedankenkarussell heraus. Es ist frustrierend und belastend, denn je länger Sie in diesen endlosen Gedankenschleifen gefangen sind, desto schwerer wird es, Klarheit zu finden und zu einer Lösung zu gelangen.

In solchen Momenten kann die Visualisierung eines Stoppschildes eine äußerst hilfreiche Methode sein, um diese Gedankenspirale zu unterbrechen. Indem Sie sich das Stoppschild in Ihrem Geist vorstellen, stellen Sie ihre Gedanken vor eine rote Ampel. Es ist, als ob Sie den Gedankenverkehr zum Stillstand bringen und ihm signalisieren, dass es Zeit ist, anzuhalten und nicht weiterzufahren.

Das Stoppschild ist ein Symbol, das von jedem sofort erkannt wird. Es steht für Stopp, für Pause, für einen Moment des Innehaltens. Indem Sie dieses Bild in Ihrem Kopf haben, schaffen Sie eine visuelle Repräsentation, die eine klare Botschaft an Ihr Gehirn sendet: "Stopp, genug ist genug!"

Wenn Sie das Stoppschild visualisieren, passiert etwas Erstaunliches: Die endlosen Gedankenschleifen werden unterbrochen. Die Grübelei wird gestoppt. Es ist, als ob Sie eine Unterbrechung in den automatischen Denkprozessen schaffen. Sie zwingen Ihre Gedanken, innezuhalten und sich bewusst zu machen, dass sie in einer Schleife feststecken. Diese Unterbrechung ist von entscheidender Bedeutung, denn sie gibt Ihnen die Möglichkeit, aus der Automatik des Überdenkens auszusteigen und bewusst einzugreifen. Indem Sie Ihre Gedanken zwingen, anzuhalten, geben Sie sich selbst die Gelegenheit, einen Schritt zurückzutreten und die Situation objektiver zu betrachten.

Die Visualisierung des Stoppschildes hilft Ihnen dabei, sich von den Gedanken zu distanzieren. Sie betrachten sie nicht mehr als reine innere Monologe, sondern als externe Informationen, die Sie analysieren können. Diese Distanzierung ermöglicht es Ihnen, objektiver auf Ihre Gedanken zu blicken und sie weniger stark zu bewerten.

Indem Sie sich das Stoppschild vorstellen und die Gedankenspirale unterbrechen, schaffen Sie Raum für neue Perspektiven und Lösungen. Sie gewinnen Abstand zu den negativen Gedanken und können sich auf positive Aspekte konzentrieren. Sie erkennen, dass Ihre Gedanken nicht zwangsläufig die Realität widerspiegeln und dass Sie sie verändern oder hinterfragen können.

Die Visualisierung des Stoppschildes kann in verschiedenen Situationen und zu unterschiedlichen Zeiten eingesetzt werden. Sie können es nutzen, wenn Sie merken, dass Sie sich in einem immer wiederkehrenden negativen Gedankenkreis befinden. Es kann Ihnen helfen, sich aus dieser Spirale zu befreien und wieder Klarheit zu erlangen.
Also nehmen Sie sich einen Moment, schließen Sie Ihre Augen und stellen Sie sich das rote Schild vor. Lassen Sie es lebendig werden und spüren Sie die Kraft, die von diesem Symbol ausgeht. Lassen Sie es Ihnen helfen, Ihre Gedanken zu stoppen und eine neue Richtung einzuschlagen. Sie haben die Kontrolle über Ihre Gedanken, und das Stoppschild ist Ihr Werkzeug, um sie zu lenken.

Das Stoppschild dient jedoch nicht nur als physische Unterbrechung der Gedankenspirale, sondern es hat auch eine tiefe symbolische Bedeutung. Es erinnert Sie daran, dass Sie sich gerade in einer Situation des Überdenkens befinden. Indem Sie das Stoppschild visualisieren, schaffen Sie Bewusstsein für den Kreislauf, in den Sie geraten sind.

Oftmals sind wir uns gar nicht bewusst, dass wir uns in einer Endlosschleife des Denkens befinden. Unsere Gedanken rasen weiter und weiter, ohne dass wir dies bewusst wahrnehmen. Das Stoppschild ist wie ein Weckruf für Ihr Bewusstsein. Es lenkt Ihre Aufmerksamkeit auf den Moment und erinnert Sie daran, dass Sie sich in einem Zustand des Überdenkens befinden.

Indem Sie sich bewusst machen, dass Sie in einer Gedankenspirale gefangen sind, eröffnen Sie sich die Möglichkeit, sich aus der Automatik des Überdenkens zu befreien und aktiv einzugreifen. Sie erkennen, dass Sie nicht machtlos sind, sondern die Kontrolle über Ihre Gedanken haben. Das Stoppschild dient als Erinnerung daran, dass Sie die Macht haben, diesen Kreislauf zu durchbrechen.

Wenn Sie das Stoppschild visualisieren, schaffen Sie einen Moment der Achtsamkeit. Sie bringen Ihre Aufmerksamkeit auf den gegenwärtigen Moment und die Gedanken, die Sie belasten. Dadurch können Sie bewusst entscheiden, ob Sie diesen Gedanken weiterverfolgen möchten oder ob Sie sie stoppen und loslassen möchten.

Das Bewusstsein für das Überdenken ermöglicht es Ihnen, sich von der Automatik des Denkens zu lösen. Sie erkennen, dass Sie nicht hilflos den Gedanken ausgeliefert sind, sondern dass Sie die Kontrolle haben, ihnen Einhalt zu gebieten. Sie werden zum aktiven Gestalter Ihrer Gedankenwelt und können bewusst entscheiden, welche Gedanken Sie zulassen und welche Sie loslassen möchten.

Das Stoppschild schafft auch einen Moment der Pause und des Innehaltens. Es ermutigt Sie dazu, einen Moment innezuhalten und sich zu fragen, ob das Überdenken Ihnen wirklich weiterhilft oder ob es Sie nur weiter in die Spirale der negativen Gedanken zieht. Indem Sie sich bewusst für eine Pause entscheiden, eröffnen Sie sich die Möglichkeit, neue Perspektiven einzunehmen und neue Lösungsansätze zu finden.

Das Bewusstsein für das Überdenken ist der erste Schritt, um aus diesem Kreislauf auszusteigen. Indem Sie sich bewusst machen, dass Sie gerade in einer Situation des Überdenkens stecken, schaffen Sie die Grundlage für Veränderung. Sie erkennen, dass Sie die Kontrolle und die Macht haben, diesen Kreislauf zu durchbrechen.

Also nehmen Sie sich einen Moment, schließen Sie Ihre Augen und visualisieren Sie das Stoppschild. Spüren Sie die Wirkung, die es auf Sie hat. Es erinnert Sie daran, dass Sie sich in einer Situation des Überdenkens befinden und gibt Ihnen die Möglichkeit, bewusst einzugreifen und neue Wege zu finden.

Sie haben die Kontrolle über Ihre Gedanken, und das Stoppschild ist Ihr Werkzeug, um sie zu stoppen und eine positive Veränderung herbeizuführen.

Wenn Sie das Stoppschild visualisieren, geht es darum, eine aktive Entscheidung zu treffen, nämlich das Überdenken zu stoppen. Es ist ein bewusster Akt, in dem Sie die Kontrolle über Ihre Gedanken zurückgewinnen und sich entscheiden, nicht weiter in den Kreislauf des Überdenkens einzutauchen.

Durch diese Visualisierung signalisieren Sie sich selbst, dass Sie genug von den endlosen Gedankenschleifen haben. Sie erkennen, dass das Überdenken Sie nicht weiterbringt und Sie stattdessen in einer Spirale der Sorgen und Ängste gefangen hält. Sie sind bereit, diesen Kreislauf zu durchbrechen und aktiv nach positiven Veränderungen zu streben.

Die Visualisierung des Stoppschilds erfordert eine bewusste Entscheidung von Ihnen. Sie entscheiden sich aktiv dafür, nicht länger in den destruktiven Denkmustern zu verharren, sondern sich von ihnen zu lösen. Sie wählen bewusst eine andere Richtung, in der Sie sich auf Ihre Bedürfnisse und Ihr Wohlbefinden fokussieren.

Diese aktive Entscheidung zum Stopp ist ein Ausdruck von Selbstbestimmung und Selbstfürsorge. Sie erkennen, dass Sie die Kontrolle über Ihre Gedanken haben und dass Sie das Recht haben, sich von negativen Denkmustern zu befreien. So übernehmen Sie Verantwortung für Ihre mentale Gesundheit und entscheiden sich bewusst dafür, positive Veränderungen herbeizuführen.

Es ist wichtig, zu betonen, dass die Entscheidung innezuhalten nicht immer einfach ist. Das Überdenken kann hartnäckig sein und sich fest in unseren Gedanken verankern. Doch die Visualisierung des Stoppschilds erinnert Sie immer wieder daran, dass Sie die Kontrolle und die Kraft haben, das Überdenken zu durchbrechen.

Indem Sie sich aktiv dafür entscheiden, das Überdenken zu stoppen, stärken Sie auch Ihre Fähigkeit zur Selbstführung. Sie entwickeln ein Bewusstsein für Ihre eigenen Denkmuster und lernen, sie bewusst zu lenken. Sie erkennen, dass Sie die Wahl haben, welche Gedanken Sie zulassen und welche Sie ablehnen. Diese bewusste Entscheidungsfreiheit ermöglicht es Ihnen, Ihr Denken in eine positive und konstruktive Richtung zu lenken.

Das Stoppschild dient somit als Erinnerung an Ihre Macht und Autonomie über Ihre Gedanken. Es ermutigt Sie, sich bewusst für den Stopp des Überdenkens zu entscheiden und aktiv nach neuen Perspektiven und Lösungen zu suchen. Sie sind der Kapitän Ihres Denkens und das Stoppschild ist Ihr Zeichen, um sich aus der Gedankenspirale zu befreien und einen positiven Weg einzuschlagen.

Es ist hilfreich, das Stoppschild immer dann einzusetzen, wenn Sie merken, dass Sie ins Überdenken geraten. Es kann eine einfache, aber effektive Methode sein, um sich selbst daran zu erinnern, dass es Zeit ist, innezuhalten und sich bewusst zu machen, dass Sie sich in einer Gedankenspirale befinden.

Indem Sie das Stoppschild regelmäßig visualisieren und damit arbeiten, trainieren Sie Ihr Gehirn, das Überdenken zu stoppen und neue Denkmuster zu entwickeln. Es ist wie ein Werkzeug, das Sie immer zur Hand haben, um sich aus dem Strudel des Überdenkens zu befreien und wieder Klarheit und Ruhe zu finden.

Entscheidungen trainieren, um schneller zu handeln

Sich schnell zu entscheiden und zu handeln kann eine wertvolle Fähigkeit sein, um effektiv mit den Herausforderungen des Lebens umzugehen und positive Veränderungen herbeizuführen. Wenn Sie lernen möchten, wie Sie schneller Entscheidungen treffen können, gibt es eine Reihe von Möglichkeiten, um sich vorzubereiten und Ihren Prozess dabei zu trainieren.

Der erste Schritt besteht darin, sich bewusst zu werden, dass Sie eine schnellere Entscheidungs- und Handlungsfähigkeit entwickeln möchten. Achten Sie auf Situationen, in denen Sie zögern könnten, und erkennen Sie die Vorteile einer schnellen Reaktion. Wenn Sie sich bewusstwerden, was Sie ins Grübeln bringt, können Sie diese Punkte bereits einzeln adressieren und so für die Zukunft beseitigen.

Nehmen Sie sich anschließend Zeit, um über vergangene Entscheidungen nachzudenken und zu analysieren, wie Sie in bestimmten Situationen gehandelt haben. Fragen Sie sich, ob es Situationen gab, in denen eine schnellere Entscheidung zu einem besseren Ergebnis geführt hätte. Identifizieren Sie mögliche Gründe für Zögern und reflektieren Sie darüber, wie Sie in Zukunft anders handeln könnten.

Danach können Sie klare Kriterien definieren, die Ihnen bei Entscheidungen als Richtlinien dienen. Überlegen Sie, welche Werte, Ziele und Prioritäten für Sie wichtig sind und wie diese Ihre Entscheidungsfindung beeinflussen sollten. Indem Sie Ihre Entscheidungskriterien festlegen, können Sie schneller beurteilen, ob eine Handlung erforderlich ist und welche Optionen Sie wählen sollten. Dabei können Sie auf Ihre Werte zurückgreifen, die Sie bereits für sich etabliert haben.

Informieren Sie sich gründlich über die relevanten Fakten und Informationen, bevor Sie eine Entscheidung treffen. Je besser Sie informiert sind, desto schneller können Sie eine fundierte Entscheidung treffen. Nutzen Sie verschiedene Informationsquellen, um ein umfassendes Bild zu erhalten und alternative Perspektiven zu berücksichtigen.

Trainieren Sie Ihre Intuition, indem Sie auf Ihre innere Stimme und Ihr Bauchgefühl hören. Intuition kann eine wertvolle Informationsquelle sein und Ihnen dabei helfen, schneller zu erkennen, welche Handlungen erforderlich sind. Üben Sie sich darin, auf Ihr Bauchgefühl zu vertrauen und es in Ihre Entscheidungsfindung einzubeziehen.

Eine gute Vorbereitung kann Ihnen helfen, schneller und effektiver zu handeln. Planen Sie im Voraus, welche Schritte Sie unternehmen möchten und welche Ressourcen Sie benötigen. Durch eine sorgfältige Planung sind Sie besser vorbereitet, um schnell zu entscheiden und zu handeln, wenn sich eine Gelegenheit ergibt.

Wie bei jeder Fähigkeit erfordert auch das schnelle Entscheiden und Handeln Übung. Setzen Sie sich bewusst kleinen Herausforderungen aus, bei denen schnelles Handeln erforderlich ist. Beginnen Sie mit einfachen Aufgaben und erhöhen Sie allmählich den Schwierigkeitsgrad. Durch regelmäßige Übung gewöhnen Sie sich daran, schnelle Entscheidungen zu treffen und sie in die Tat umzusetzen.

Übernehmen Sie die Verantwortung für Ihre Entscheidungen und Handlungen. Akzeptieren Sie, dass nicht jede Entscheidung perfekt sein wird und dass Fehler passieren können. Wichtig ist, dass Sie aus Ihren Entscheidungen lernen und sich weiterentwickeln. Indem Sie die Verantwortung für Ihre Entscheidungen übernehmen, werden Sie selbstbewusster und schneller handeln können.

Bauen Sie Ihr Selbstvertrauen auf, indem Sie an Ihren Fähigkeiten und Stärken arbeiten. Je mehr Vertrauen Sie in sich selbst haben, desto schneller und entschlossener werden Sie handeln können. Setzen Sie sich realistische Ziele und feiern Sie Ihre Erfolge, um Ihr Selbstvertrauen weiter zu stärken.

Geben Sie sich Zeit, um sich zu entwickeln und diese Fähigkeit zu verbessern. Schnelles Entscheiden und Handeln erfordert Übung und Geduld. Seien Sie geduldig mit sich selbst und bleiben Sie dran, auch wenn es anfangs schwierig sein mag. Mit der Zeit werden Sie spüren, wie Sie schneller und entschlossener werden.

Indem Sie diese Ansätze in Ihren Alltag integrieren und kontinuierlich daran arbeiten, werden Sie feststellen, dass Sie sich schneller entscheiden und handeln können. Es ist ein Prozess, der Zeit und Hingabe erfordert, aber mit jedem Schritt werden Sie mehr Vertrauen in Ihre Fähigkeit entwickeln, schnell und effektiv zu handeln.

Therapie

Manchmal ist es eine Herausforderung, sich seinen Problemen allein zu stellen und damit umzugehen. In solchen Fällen kann eine Therapie eine äußerst hilfreiche und effektive Möglichkeit sein, Unterstützung zu erhalten und positive Veränderungen herbeizuführen. Es ist wichtig, zu verstehen, dass Therapien heutzutage nicht mehr negativ behaftet sind, sondern als eine akzeptierte Form der Behandlung angesehen werden.

Die professionelle Unterstützung, die Sie in einer Therapie erhalten, kann einen wesentlichen Unterschied in Ihrem Leben machen. Indem Sie mit einem geschulten und erfahrenen Therapeuten zusammenarbeiten, öffnen Sie die Tür zu einem unterstützenden und vertraulichen Raum, in dem Sie sich mit Ihren Problemen auseinandersetzen und Lösungen finden können.

Therapeuten sind speziell dafür ausgebildet, Ihnen bei der Identifizierung und dem Verständnis Ihrer Probleme zu helfen. Sie haben ein fundiertes Wissen über psychische Gesundheit und eine Vielzahl von Therapiemethoden, die sie anwenden können, um Sie bei Ihren individuellen Herausforderungen zu unterstützen. Durch ihre Erfahrung können sie Ihnen neue Perspektiven aufzeigen und Ihnen helfen, den Kern Ihrer Probleme zu erkennen.

Therapeuten können Ihnen dabei helfen, Ihre Gedanken, Gefühle und Verhaltensweisen zu analysieren und zu verstehen. Sie werden Ihnen Fragen stellen, Sie ermutigen, über Ihre Erfahrungen zu reflektieren und Ihre persönlichen Ziele zu identifizieren. Durch ihre Unterstützung und Anleitung werden Sie neue Erkenntnisse gewinnen und Möglichkeiten entdecken, wie Sie mit Ihren Herausforderungen umgehen können.

Ein weiterer wichtiger Aspekt der professionellen Unterstützung in der Therapie besteht darin, dass der Therapeut geeignete Bewältigungsstrategien mit Ihnen entwickeln kann. Er kann Ihnen dabei helfen, neue Fähigkeiten zu erlernen, um mit Stress, Angst, Depressionen oder anderen belastenden Gefühlen umzugehen. Er wird Ihnen Techniken und Werkzeuge an die Hand geben, die Ihnen helfen, Ihre Emotionen zu regulieren, negative Denkmuster zu erkennen und positive Veränderungen in Ihrem Verhalten zu bewirken.

Darüber hinaus schafft die Zusammenarbeit mit einem Therapeuten ein unterstützendes und einfühlsames Umfeld. Sie können offen über Ihre Gedanken und Gefühle sprechen, ohne Angst vor Verurteilung oder Bewertung zu haben. Der Therapeut wird Ihnen zuhören, Sie ermutigen und Ihnen helfen, Ihr Vertrauen in Ihre eigenen Fähigkeiten und Ressourcen zu stärken.

Die professionelle Unterstützung in einer Therapie bietet Ihnen die Möglichkeit, Ihr volles Potenzial zu entfalten und positive Veränderungen in Ihrem Leben anzustoßen. Indem Sie sich mit einem geschulten Therapeuten zusammenschließen, der über fundiertes Wissen und Erfahrung verfügt, können Sie neue Perspektiven gewinnen, sich selbst besser verstehen und Bewältigungsstrategien entwickeln, die auf Ihre individuellen Bedürfnisse zugeschnitten sind. Die professionelle Unterstützung kann Ihnen helfen, den Weg zu einem erfüllten und gesunden Leben zu finden.

Eine Therapie bietet Ihnen außerdem eine einzigartige Gelegenheit, eine tiefe emotionale Entlastung zu erfahren. In diesem sicheren Raum können Sie sich öffnen, Ihre Gedanken und Gefühle ausdrücken und über Ihre Sorgen sprechen, ohne Angst vor Verurteilung oder Bewertung haben zu müssen. Der Therapeut ist einfühlsam und unterstützend und wird Ihnen zuhören, während Sie Ihre innersten Gedanken teilen.

Indem Sie Ihre Gedanken und Gefühle in der Therapie offenlegen, haben Sie die Möglichkeit, sie zu erkunden und besser zu verstehen. Der Therapeut wird Ihnen helfen, die Ursachen und Muster Ihrer Emotionen zu identifizieren und Ihnen dabei helfen, sie zu verarbeiten. Sie werden lernen, Ihre Emotionen zu benennen, ihre Intensität zu erkennen und gesunde Wege zu finden, um mit ihnen umzugehen.

Der Akt des Teilens in der Therapie kann eine tiefe emotionale Entlastung mit sich bringen. Indem Sie Ihre Gedanken und Gefühle aussprechen, entlasten Sie sich von dem Gewicht, das sie auf Sie ausgeübt haben. Sie werden erleben, wie sich die Last von Ihren Schultern löst und Sie sich freier und leichter fühlen. Der Therapeut wird Sie dabei unterstützen, sich von belastenden Emotionen zu befreien und Wege zu finden, um sie zu bewältigen.

Dadurch wird ein sicherer Raum geschafft, in dem Sie Ihre Emotionen ohne Zurückhaltung ausdrücken können. Sie werden ermutigt, sich zu öffnen, auch wenn es unangenehm oder schmerzhaft ist. Durch diese Offenheit und Ehrlichkeit können Sie eine tiefe emotionale Verbindung zu sich selbst herstellen und sich von inneren Konflikten befreien.

Die emotionale Entlastung, die Sie in der Therapie erfahren, kann Sie dabei unterstützen, Ihre Selbstakzeptanz und Selbstliebe zu stärken. Indem Sie Ihre Gedanken und Gefühle teilen und sie anerkennen, entwickeln Sie ein tieferes Verständnis für sich selbst. Sie werden lernen, sich mitfühlend und liebevoll anzunehmen, auch in Momenten, in denen Sie sich verletzlich fühlen.

Darüber hinaus ermöglicht Ihnen die emotionale Entlastung in der Therapie, gesunde Bewältigungsstrategien zu entwickeln und umzusetzen. Indem Sie Ihre Emotionen besser verstehen und akzeptieren, können Sie lernen, mit ihnen auf konstruktive Weise umzugehen. Der Therapeut wird Ihnen dabei helfen, gesunde Bewältigungstechniken zu identifizieren und zu erlernen, die Ihnen helfen, Ihre Emotionen zu regulieren und Ihre Resilienz zu stärken.

Die Entwicklung von Bewältigungsstrategien ist ein wichtiger Aspekt der Therapie. Therapeuten sind darauf spezialisiert, Ihnen dabei zu helfen, gesunde und effektive Techniken zu erlernen, um mit verschiedenen Herausforderungen umzugehen. Sie werden Sie unterstützen, Ihre eigenen Ressourcen zu entdecken und zu nutzen, um schwierige Situationen zu bewältigen und Ihr Wohlbefinden zu verbessern.

Während der Therapie werden Sie mit Ihrem Therapeuten zusammenarbeiten, um herauszufinden, welche

Bewältigungsstrategien am besten zu Ihnen passen. Dies beinhaltet oft eine Mischung aus kognitiven, emotionalen und Verhaltensansätzen. Gemeinsam mit ihrem Therapeuten werden Sie lernen, Ihr Denken zu reflektieren und negative Gedankenmuster zu erkennen und zu verändern, wodurch Sie Ihre Emotionen besser regulieren und gesündere Wege finden können, um mit Stress und Ängsten umzugehen.

Ihr Therapeut wird Ihnen auch helfen, neue Verhaltensweisen und Handlungsschritte zu entwickeln, die zu einem verbesserten Wohlbefinden führen. Dies kann unter anderem beinhalten, wie Sie auf bestimmte Situationen reagieren, wie Sie sich selbst pflegen und wie Sie gesunde Beziehungen aufbauen. Indem Sie neue Bewältigungsstrategien erlernen, werden Sie in der Lage sein, Ihre Resilienz zu stärken und Herausforderungen besser zu bewältigen.

Die Entwicklung von Bewältigungsstrategien in der Therapie gibt Ihnen das Werkzeug, um aktiv an Ihrer mentalen Gesundheit zu arbeiten. Sie werden lernen, wie Sie Stress abbauen können, indem Sie Entspannungstechniken wie Atemübungen oder Meditation anwenden. Sie werden Techniken erlernen, um Ihre Ängste zu bewältigen, wie zum Beispiel das Erkennen und Infragestellen negativer Gedanken. Darüber hinaus werden Sie lernen, wie Sie Ihre Selbstfürsorge verbessern können, indem Sie gesunde Routinen und Gewohnheiten in Ihren Alltag integrieren.

Die Entwicklung von Bewältigungsstrategien in der Therapie ermöglicht es Ihnen, aktiver Teilnehmer Ihres eigenen Wohlbefindens zu sein. Sie werden üben, sich selbst besser zu verstehen und Ihre Bedürfnisse und Grenzen zu erkennen. Mit den erlernten Strategien können Sie effektiv auf Herausforderungen reagieren und Ihre Lebensqualität verbessern.

Es ist wichtig, zu betonen, dass die Entwicklung von Bewältigungsstrategien in der Therapie individuell auf Sie zugeschnitten ist. Ihr Therapeut wird mit Ihnen zusammenarbeiten, um Ihre spezifischen Ziele und Bedürfnisse zu identifizieren und entsprechende Strategien zu entwickeln. Sie werden ermutigt, aktiv an Ihrer eigenen Genesung zu arbeiten und die erlernten Fähigkeiten in Ihrem Alltag umzusetzen.

Die Entwicklung von Bewältigungsstrategien in der Therapie ist ein kontinuierlicher Prozess. Sie werden im Laufe der Zeit immer mehr Fähigkeiten erwerben und immer weiter wachsen. Mit der Unterstützung Ihres Therapeuten werden Sie in der Lage sein, Hindernisse zu überwinden und positive Veränderungen in Ihrem Leben voranzutreiben. Indem Sie Bewältigungsstrategien entwickeln, werden Sie sich zunehmend selbstbewusster und besser gerüstet fühlen, um den Herausforderungen des Alltags zu begegnen und ein erfülltes und gesundes Leben zu führen.

Die emotionale Entlastung, die Sie in der Therapie erfahren, ist ein wichtiger Schritt auf dem Weg zu Ihrem emotionalen Wohlbefinden. Durch das Teilen Ihrer Gedanken und Gefühle in einem sicheren Raum können Sie sich von der Last befreien, die Sie belastet hat, und eine neue innere Freiheit und Leichtigkeit erfahren. Die emotionale Entlastung in der Therapie ist ein wertvoller Teil Ihres Heilungsprozesses und kann Ihnen dabei helfen, ein erfüllteres und glücklicheres Leben zu führen.

Eine Therapie ist besonders dann wichtig, wenn Sie mit psychischen Erkrankungen wie Depressionen, Angststörungen, Essstörungen oder posttraumatischen Belastungsstörungen zu kämpfen haben. Therapeuten sind darauf spezialisiert, Menschen mit psychischen Erkrankungen zu unterstützen und ihnen dabei zu helfen, ein erfülltes Leben zu führen.

Eine Therapie zielt jedoch nicht nur darauf ab, kurzfristige Symptome zu lindern, sondern auch auf langfristige

Veränderungen. Indem Sie an sich selbst arbeiten und neue Fähigkeiten und Werkzeuge erlernen, werden Sie befähigt, positive Veränderungen in verschiedenen Lebensbereichen vorzunehmen. Eine Therapie kann Ihnen helfen, Ihre Beziehungen zu verbessern, Ihre Selbstachtung zu stärken und Ihr allgemeines Wohlbefinden zu fördern.

Es ist wichtig zu betonen, dass es keinen Grund gibt, sich für den Besuch eines Therapeuten zu schämen oder sich deswegen schwach zu fühlen. Das Streben nach psychischer Gesundheit ist ein Zeichen von Stärke und Selbstfürsorge. Eine Therapie kann eine lohnende und transformative Erfahrung sein, die Ihnen helfen kann, Ihr volles Potenzial auszuschöpfen und ein erfülltes Leben zu führen.

Schlussfolgerung

Überdenken ist oft ein Teufelskreis und trotzdem gibt es verschiedene Wege, wie man aus diesem Prozess wieder herausfinden kann. Durch die Entwicklung eines gesunden Selbstvertrauens, durch effektives Stressmanagement, sportliche Aktivität und Achtsamkeitsübungen können Sie das Überdenken stoppen und ein erfülltes Leben führen.

Ein gesundes Selbstvertrauen ist von zentraler Bedeutung, um dem Überdenken entgegenzuwirken. Indem Sie an sich glauben und sich Ihrer Fähigkeiten bewusst sind, können Sie negative Gedankenmuster und Selbstzweifel durchbrechen. Die Arbeit an Ihrem Selbstwertgefühl und der positiven Wahrnehmung Ihrer eigenen Stärken ermöglicht es Ihnen, selbstbewusster und gelassener mit Ihren Gedanken umzugehen.

Stressmanagement ist ein weiterer wichtiger Faktor bei der Bewältigung des Überdenkens. Indem Sie effektive Strategien lernen, um mit Stress umzugehen, können Sie Ihre Belastbarkeit erhöhen und negative Gedankenspiralen unterbrechen. Techniken wie Zeitmanagement, Entspannungsübungen oder das Delegieren von Aufgaben können Ihnen dabei helfen, Stress abzubauen und Raum für klare und konstruktive Gedanken zu schaffen.

Sportliche Aktivität spielt eine weitere bedeutende Rolle. Durch regelmäßige körperliche Bewegung können Sie Stress abbauen, Endorphine freisetzen und Ihr Wohlbefinden steigern. Sport dient als kraftvolles Ventil, um negative Energie abzubauen und den Geist zu klären. Gleichzeitig fördert er die körperliche Gesundheit, was wiederum positive Auswirkungen auf Ihr mentales Wohlbefinden hat.

Achtsamkeitsübungen bieten Ihnen die Möglichkeit, den gegenwärtigen Moment bewusst wahrzunehmen und sich von übermäßigem Grübeln zu lösen. Durch das Üben von Achtsamkeit können Sie Ihre Gedanken und Emotionen akzeptieren, ohne sich von ihnen mitreißen zu lassen.

Die Kombination aus einem gesunden Selbstvertrauen, effektivem Stressmanagement, sportlicher Aktivität und Achtsamkeitsübungen bildet eine ganzheitliche Herangehensweise, um das Überdenken zu stoppen. Indem Sie sich bewusst mit Ihren Gedanken und Emotionen auseinandersetzen, sich aktiv um Ihre mentale und körperliche Gesundheit kümmern und geeignete Strategien anwenden, können Sie den Teufelskreis des Überdenkens durchbrechen und ein erfülltes und zufriedenes Leben führen.

Es ist wichtig, zu betonen, dass der Prozess der Überwindung des Überdenkens Zeit und Engagement erfordert. Leider gibt es keine schnelle Lösung, aber mit der richtigen Herangehensweise und der Bereitschaft, an sich selbst zu arbeiten, können Sie durchaus eine positive Veränderung bewirken.

Printed in Poland
by Amazon Fulfillment
Poland Sp. z o.o., Wrocław

26615804R00101